Grundlagen der
Manuellen Therapie

Grundlagen der Manuellen Therapie
für den Unterricht an Physiotherapieschulen

Heiko Dahl
Achim Rößler

259 Abbildungen

1999
Georg Thieme Verlag Stuttgart · New York

Heiko Dahl
Wremer Specken 4
27638 Wremen

Achim Rößler
Günningfelder Str. 176
44793 Bochum

Zeichnungen:
Dietmar Koch
Fotos:
Heiko Dahl

*Die Deutsche Bibliothek –
CIP-Einheitsaufnahme*

(beantragt)

© 1999 Georg Thieme Verlag,
Rüdigerstraße 14,
D-70469 Stuttgart
Printed in Germany

Druck: Druckhaus Götz GmbH,
D-71636 Ludwigsburg

ISBN: 3-13-118191-5   1 2 3 4 5 6

Wichtiger Hinweis:
Wie jede Wissenschaft ist die Medizin ständigen Entwicklungen unterworfen. Forschung und klinische Erfahrung erweitern unsere Erkenntnisse, insbesondere was Behandlung und medikamentöse Therapie anbelangt. Soweit in diesem Werk eine Dosierung oder eine Applikation erwähnt wird, darf der Leser zwar darauf vertrauen, dass Autoren, Herausgeber und Verlag große Sorgfalt darauf verwandt haben, dass diese Angabe **dem Wissensstand bei Fertigstellung des Werkes** entspricht.
Für Angaben über Dosierungsanweisungen und Applikationsformen kann vom Verlag jedoch keine Gewähr übernommen werden. **Jeder Benutzer ist angehalten,** durch sorgfältige Prüfung der Beipackzettel der verwendeten Präparate und gegebenenfalls nach Konsultation eines Spezialisten festzustellen, ob die dort gegebene Empfehlung für Dosierungen oder die Beachtung von Kontraindikationen gegenüber der Angabe in diesem Buch abweicht. Eine solche Prüfung ist besonders wichtig bei selten verwendeten Präparaten oder solchen, die neu auf den Markt gebracht worden sind. **Jede Dosierung oder Applikation erfolgt auf eigene Gefahr des Benutzers.** Autoren und Verlag appellieren an jeden Benutzer, ihm etwa auffallende Ungenauigkeiten dem Verlag mitzuteilen.

Vorwort

Seit der Verabschiedung des Berufsgesetzes zum Physiotherapeuten im Jahre 1994 und der damit verbundenen Erstellung der Ausbildungs- und Prüfungsverordnung ist das Unterrichtsfach Manuelle Therapie erstmalig in der Geschichte der Bundesrepublik in die Ausbildung zum Physiotherapeuten bzw. Krankengymnasten integriert. Eine genaue Festlegung der Stundenzahl sieht die Ausbildungs- und Prüfungsverordnung jedoch nicht vor. Die Lehrkräfte für Manuelle Therapie an Physiotherapieschulen einigten sich einstimmig darauf, dass der Umfang dieses Unterrichtsfaches 100 Stunden umfassen sollte.

In einer Arbeitsgruppe, bestehend aus Lehrkräften unterschiedlicher Anbieter und Schulen der Weiterbildung in Manueller Therapie, wurde ein Curriculum für das Unterrichtsfach Manuelle Therapie erstellt, welches im November 1995 von den leitenden Lehrkräften verabschiedet wurde. Dieses dient seitdem als Grundlage für die Ausbildung in Manueller Therapie an Physiotherapieschulen. Seit diesem Zeitpunkt sind nun für die Schüler eine Vielzahl neuer Fachbücher für Manuelle Therapie erschienen, die als Grundlage zum Unterricht dienen sollen.

Der Wunsch der leitenden Lehrkräfte, eine klare Abgrenzung der schulischen Inhalte zu den Inhalten der Weiterbildung vorzunehmen, ist in der z.Zt. vorliegenden Literatur nicht umgesetzt worden. Mit der langjährigen Erfahrung als Lehrer für Manuelle Therapie in der schulischen Ausbildung und in der Weiterbildung haben wir nun versucht, mit diesem Skript dem Wunsch der leitenden Lehrkräfte gerecht zu werden.

Die Inhalte dieses Skriptes halten sich exakt an die im Curriculum für das Unterrichtsfach Manuelle Therapie festgelegten Unterrichtseinheiten und Lernziele. Der Lehrer und auch der Schüler hat nun die Möglichkeit, die vorgegebenen Lernziele mit den entsprechenden Inhalten zu füllen. Das Skript ist in einen theoretischen und einen praktischen Abschnitt aufgeteilt. In der Theorie werden kurz und prägnant Begriffe aus den Grundlagen der Manuellen Therapie erklärt. Der praktische Teil ist so gegliedert, dass der Lehrer für Manuelle Therapie entscheiden kann, mit welchem Gelenk bzw. mit welcher Extremität er entsprechend dem Schwerpunkt der Schule seinen Unterricht beginnen möchte.

Den Anspruch, über das Basiswissen hinaus die Inhalte der Manuellen Therapie umfassend abzuhandeln, haben wir nicht gestellt. Die dargestellten Inhalte werden als Grundlage zur Weiterbildung in der Manuellen Therapie vorausgesetzt, so dass hier die geforderte Abgrenzung zur Weiterbildung deutlich wird. Wir möchten mit diesem Skript den Lehrkräften und Schülern ein fundiertes Grundlagenwissen für das Unterrichtsfach Manuelle Therapie vermitteln.

Unser Dank gilt den Lehrern der Arbeitsgemeinschaft Manuelle Therapie im ZVK, die uns bei der Erstellung dieses Skriptes behilflich waren. Weiterhin möchten uns bei dem Graphiker Dietmar Koch aus Bochum bedanken, der sich mit viel Geduld in die für ihn neue Materie eingearbeitet hat.

Wremen und Bochum im Frühjahr 1999
Heiko Dahl
Achim Rößler

Inhalt

1 Grundlagen

1.1 Definition der Manuellen Therapie

Manus (lat.) = *Hand*
Therapie (wörtlich) = *Heilbehandlung, Krankenbehandlung*

Würde man die wörtliche Übersetzung „Heil- bzw. Krankenbehandlung mit der Hand" zugrunde legen, müssten viele physiotherapeutische Techniken und Methoden unter dem Begriff Manuelle Therapie zusammengefasst werden.

In den Heil- und Hilfsmittelrichtlinien wird die Manuelle Therapie als Behandlung von Gelenkblockierungen und ihren muskulären, reflektorischen Fixierungen durch gezielte (impulslose) Mobilisation oder durch Anwendung von Weichteiltechniken definiert. Auch diese Definition entspricht nicht den tatsächlichen Inhalten der Aus- und Weiterbildung in der Manuellen Therapie, da die Befundaufnahme als wesentlicher Bestandteil nicht erwähnt wird und der Begriff der Gelenkblockierungen zu einseitig im Sinne von Hypomobilitäten verstanden wird. Da Störungen im Sinne von Hypermobilitäten, sowie das Heraufsetzen der Belastungsfähigkeit der betroffenen Strukturen ebenso hinzugezogen werden muss, ist folgende Definition sinnvoller:
Manuelle Therapie = Herausfinden und Behandeln von reversiblen Störungen am Bewegungssystem.

Das Ziel ist es, Funktionsstörungen am Bewegungssystem herauszufinden, die normale Funktion wieder herzustellen bzw. zu erhalten und die Belastungsfähigkeit heraufzusetzen.

Zu unterscheiden sind: Manuelle Therapie - Manuelle Medizin
Bei der Manuellen Medizin handelt es sich um alle ärztlichen diagnostischen und therapeutischen Techniken von reversiblen Funktionsstörungen am Bewegungssystem (Chirotherapie: Synonym für Manuelle Medizin in Deutschland).

Ausbildung in der Manuellen Therapie   1.2

Hier muss unterschieden werden zwischen den Inhalten in der Ausbildung zum Physiotherapeuten und den Inhalten der Weiterbildung im Anschluss an die Ausbildung.

Ausbildung zum Physiotherapeuten   1.2.1

Mit der Verabschiedung unseres Berufsgesetzes von 1994 ist das Unterrichtsfach Manuelle Therapie Bestandteil der Ausbildungs- und Prüfungsverordnung geworden. Die Lehrkräfte für Manuelle Therapie haben sich dafür ausgesprochen, dass das Unterrichtsfach Manuelle Therapie einen Gesamtumfang von 100 Unterrichtsstunden umfassen sollte.

Weiterbildung in der Manuellen Therapie   1.2.2

Die Weiterbildung in der Manuellen Therapie im Anschluss an die Ausbildung zum Physiotherapeuten gliedert sich in zwei Kurssysteme mit unterschiedlichen Abschlüssen.

Zertifikatsausbildung   1.2.2.1

Dieses Kurssystem beinhaltet die Untersuchung und Behandlung der Extremitäten- und Wirbelsäulengelenke und umfasst insgesamt 260 Stunden. Die Weiterbildung schließt mit der Zertifikatsprüfung ab, die den Absolventen berechtigt, die Position Manuelle Therapie abzurechnen. Der Umfang und die Inhalte dieses Kurssystems wurden von den Spitzenverbänden der Kassen festgelegt und sind bindend für alle Anbieter in der Manuellen Therapie.

Internationale Weiterbildung in der Manuellen Therapie   1.2.2.2

Diese berufsbegleitende Weiterbildungsmaßnahme umfasst insgesamt über 1000 Unterrichtsstunden.
Neben dem theoretischen und praktischen Unterricht erfolgen Supervisionen am Patienten durch erfahrene Lehrer der Manuellen Therapie mit abgeschlossenem internationalen Examen.
Der Umfang und die Inhalte dieser Weiterbildung sind von der IFOMT (International Federation of Orthopaedic Manipulative Therapists), der manualtherapeutischen Untergruppe der WCPT (Weltverband der Physiotherapeuten), festgelegt worden. Diese Weiterbildung wird z.Zt. nur von der AGMT im ZVK, der DVMT und der DGOMT in Deutschland durchgeführt.

1.3 Geschichte der Manuellen Therapie

Schon Hippokrates stellte im 5. Jahrhundert fest: „Viele Erkrankungen gehen von der Wirbelsäule aus."

Nichtmediziner, im Volksmund auch Knochensetzer oder Knochenrenker genannt, waren schon immer in der Lage, mit gezielten Handgriffen Knochen „einzurenken".

1874 gründet A. T. Still in Kirksville (USA) eine Schule für Osteopathie. Erstmals wurde dort die Kunst des Heilens durch Handgriffe zu einer lehrbaren Wissenschaft ausgebaut.

1895 gründet D. Palmer in Amerika die erste Schule für Chiropraktik. In Deutschland hat die Chiropraktik und die Manuelle Medizin eine recht junge Geschichte. Inspiriert von ausländischen Osteopathen und Chiropraktoren fängt Anfang der 50er Jahre eine kleine Gruppe von Ärzten an, manualmedizinisch zu arbeiten. Im Laufe der Jahre entstehen mehrere Ärztegesellschaften in Deutschland, die sich zur Deutschen Gesellschaft für Manuelle Medizin (DGMM) zusammenschließen.

Die Geschichte der Manuellen Therapie in der Physiotherapie in Deutschland

Sie begann eigentlich erst Mitte der 60er Jahre. Die ersten Impulse kamen aus dem nordischen System der norwegischen Physiotherapeuten Kaltenborn und Evjenth, die ihr Konzept in die Deutsche Gesellschaft für Manuelle Medizin integrierten. F. Kaltenborn war seit 1958 Lehrer des Ärzteseminars FAC. Durch seine Initiative und die des damaligen Vorsitzenden der FAC, Dr. H. Frisch, wurden die MT-Kurse erstmals auch für Krankengymnasten geöffnet. Aus den Teilnehmern der ersten Kurse bildete sich ein Kreis von besonders motivierten Krankengymnasten, die dann neben den norwegischen Physiotherapeuten auch als Lehrer für Manuelle Therapie in der FAC tätig wurden.

1978 gründete diese Lehrergruppe unter der damaligen Leitung von Lutz Meißner die Arbeitsgemeinschaft Manuelle Therapie im ZVK. Erstmals in der Verbandsgeschichte der Krankengymnasten gibt es seitdem eine Arbeitsgemeinschaft, die den Berufsverband fachlich und auch politisch in Sachen Manuelle Therapie vertritt.

Im Jahre 1979 übernahm Heiko Dahl die Funktion des Sprechers der Arbeitsgemeinschaft Manuelle Therapie.

1988 erfolgte die Gründung der DGOMT (Deutsche Gesellschaft für orthopädische Manuelle Therapie e. V.), die Gruppe der Krankengymnasten mit Ausbildung nach dem OMT-Kaltenborn/Evjenth-Konzept.

1992 wurde die deutsche Dachorganisation für Manuelle Therapie DFAMT (Deutsche Föderative Arbeitsgemeinschaft Manuelle Therapie) gegründet und in die IFOMT aufgenommen.
Diese Dachorganisation besteht aus drei Mitgliedern, der Arbeitsgemeinschaft Manuelle Therapie im ZVK, der DGOMT und dem DVMT e. V. (Deutscher Verband für Manuelle Therapie e. V. Maitland-Konzept).

1994, mit der Verabschiedung des neuen Berufsgesetzes für Physiotherapie, wurde das Unterrichtsfach Manuelle Therapie erstmals in die Ausbildungs- und Prüfungsverordnung aufgenommen. Damit ist jede Physiotherapieschule verpflichtet, dieses Unterrichtsfach zu unterrichten.

1995 einigten sich die in der Weiterbildung für Manuelle Therapie tätigen Institutionen sowie die Arbeitsgemeinschaft der Leitenden Lehrkräfte einstimmig auf die Festlegung von 100 Unterrichtsstunden für das Unterrichtsfach Manuelle Therapie an Physiotherapieschulen. Eine Arbeitsgruppe wurde beauftragt, ein Curriculum zu erstellen, das im November 1995 von den leitenden Lehrkräften der Physiotherapieschulen in Deutschland verabschiedet wurde und als Grundlage für dieses Kursheft dient.

1.4 Gelenkmechanik

Der folgende Abschnitt beschäftigt sich mit der Mechanik der Gelenke sowie mit der in der Manuellen Therapie wichtigen Stellungen des Gelenkes im Raum.

Die Aufteilung erfolgt in:

-Gelenklehre/Gelenktypen,
-Gelenkebenen/Gelenkstellungen,
-Osteokinematik,
-Arthrokinematik.

1.4.1 Gelenklehre/Gelenktypen

Die in der allgemeinen Gelenklehre üblichen Aufteilungen in „echte" und „unechte" oder „einfache" und „zusammengesetzte" Gelenke kann man in vielen Anatomiebüchern gut nachlesen. In diesem Kapitel sollen die manualtherapeutisch wichtigen Kriterien der Gelenklehre besprochen werden.

Der in der Manuellen Medizin benutzte Begriff des „Arthron" (lat. für Gelenk) fasst alle Strukturen zusammen, die mit dem Gelenk eine funktionelle Einheit bilden. Das Arthron besteht aus den einzelnen Anteilen des Gelenkes sowie aus der auf das Gelenk einwirkenden Muskulatur und deren Nerven und Blutversorgung.

Für die Untersuchung und Behandlung hat die Aufteilung in intraartikuläre und extraartikuläre Strukturen eine Bedeutung.

Zu den intraartikulären Strukturen zählt man:
- den Gelenkknorpel,
- die Synovia,
- Menisken, Disken und meniskoide Züge,
- intraartikuläre Bandstrukturen,
- Labra artikularia.

Zu den extraartikulären Strukturen zählt man:
- die Gelenkkapsel zusammengesetzt aus
      · Membrana fibrosa und
      · Membrana synoviale,
- gelenknahe Muskulatur,
- Nerven,
- Gefäße.

Gelenkebenen   1.4.2.1

In der Manuellen Therapie spricht man von der Tangential- bzw. Behandlungsebene. Sie gibt die Richtungen vor, in denen translatorische Gelenktests durchgeführt werden. Diese Gelenktests werden entweder

parallel zur Behandlungsebene = translatorisches Gleiten
oder **senkrecht zur Behandlungsebene = Traktion** durchgeführt.

Senkrecht zur Behandlungsebene erfolgt auch die **Kompression** für das Gelenk.

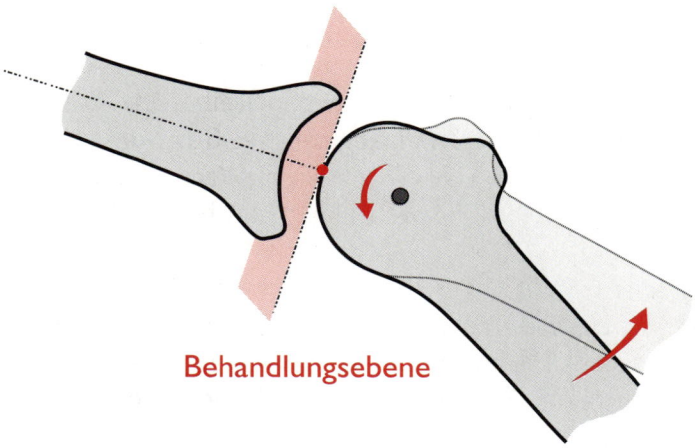

Behandlungsebene

> **Praktischer Hinweis: Die Behandlungsebene liegt immer wie
> eine Scheibe auf dem konkaven Gelenkpartner.**

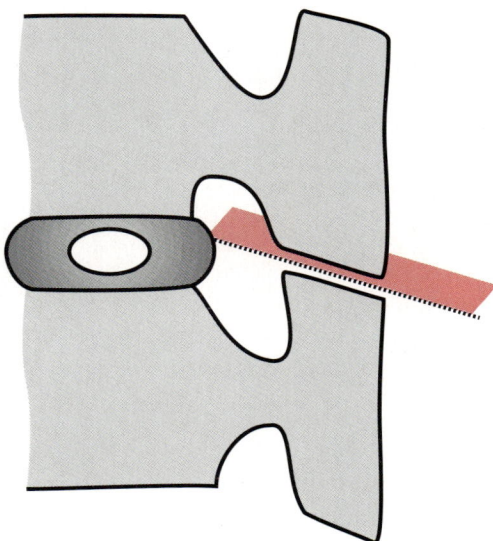

> **Praktischer Hinweis: Artikulieren plane Gelenkpartner
> miteinander, liegt die Behandlungsebene genau zwischen
> den beiden Gelenkflächen.**

1.4.2.2 Gelenkstellungen

Die in der Physiotherapie relevanten Gelenkstellungen werden wie folgt benannt:

-Nullstellung,
-Ruhestellung,
-Aktuelle Ruhestellung,
-Verriegelte Stellung,
-Aktuelle Untersuchungs- und Behandlungsstellung.

Nullstellung

Hierbei handelt es sich um die von Debrunner festgelegte Ausgangsstellung zur Messung von angulären Bewegungen nach der Neutral-Null-Methode. Die Null-stellung dient zur Messung der Gelenkbeweglichkeit und deren Dokumentation.

Ruhestellung

Die Ruhestellung ist die Stellung des Gelenkes, in der Kapsel- und Bandstrukturen maximal entspannt sind und das Gelenk den größten Inhalt hat. Die Gelenkpartner haben den geringsten Kontakt miteinander, das Gelenkspiel ist am größten.
Die Ruhestellung ist für jedes Gelenk genau festgelegt (status perlaxus - maximally loose-packed position). Sie dient hauptsächlich als Ausgangsstellung für die schmerzlindernde Traktions-Behandlung.

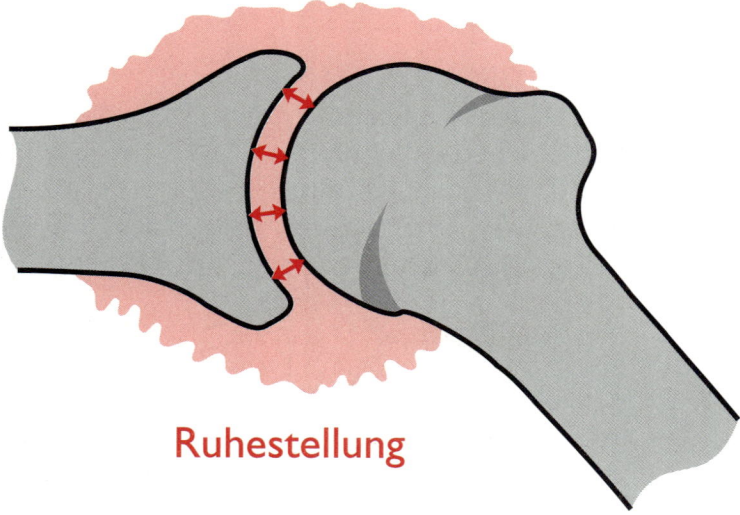

Ruhestellung

Aktuelle Ruhestellung

Bei der aktuellen Ruhestellung kann der Patient die Ruhestellung aufgrund pathologischer Veränderungen im Gelenk nicht mehr einnehmen. Er sucht sich die Stellung aus, in der er die geringsten Beschwerden hat. Für dieses gestörte Gelenk ist in der aktuellen Ruhestellung das Gelenkspiel am größten. Die aktuelle Ruhestellung dient wie die Ruhestellung hauptsächlich als Ausgangsposition zur schmerzlindernden Therapie.

Verriegelte Stellung

Bei der verriegelten Stellung sind Kapseln und Bandstrukturen des Gelenkes maximal gestrafft, das Gelenk hat den geringsten Inhalt, die Gelenkpartner haben den engsten Kontakt miteinander.
Das Gelenkspiel ist in der verriegelten Stellung am geringsten bzw. gar nicht vorhanden. Die verriegelte Stellung wird bei der Untersuchung (s.o.) und bei der Therapie benötigt.

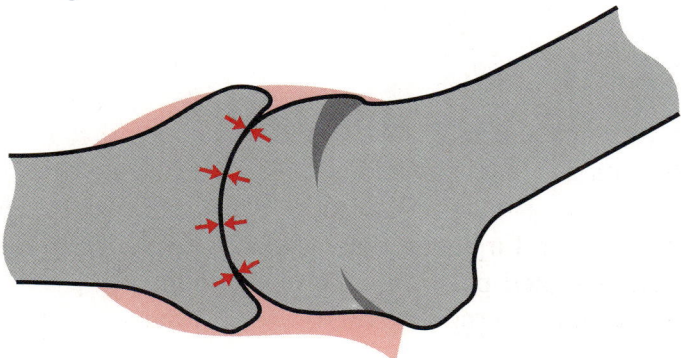

Verriegelte Stellung

> **Hinweis: Die Qualität und Quantität des Gelenkspiels reduziert sich, je weiter man von der Ruhestellung in die verriegelte Stellung geht. Tritt diese Reduzierung des Gelenkspiels am betroffenen Gelenk wesentlich früher ein als im gleichen Gelenk der anderen Seite, spricht dieses für eine Störung am Gelenk.**
> (siehe 1.4.4.5)

Die verriegelte Stellung ermöglicht es dem Therapeuten, zur Behandlung bestimmte Regionen bzw. Segmente festzusetzen, um so seine therapeutischen Maßnahmen auf ein benachbartes Gelenk zu konzentrieren und weiterlaufende Bewegungen zu verhindern.

> **Hinweis: Sollte trotz verriegelter Ausgangsstellung noch relativ viel Gelenkspiel vorhanden sein, so handelt es sich um ein hypermobiles bzw. instabiles Gelenk.**

Aktuelle Untersuchungs- und Behandlungsstellung

Die Position des Gelenkes, in der der Patient seine Beschwerden (Schmerzen und/oder Bewegungsstörung) angibt. Bei einer Bewegungseinschränkung ist es die Stellung des Gelenkes, in der die anguläre Bewegung aktiv nicht weitergeführt werden kann.

Von dieser Ausgangsposition werden dann die weiteren spezifischen Untersuchungen für die jeweilige Bewegungseinschränkung durchgeführt (z.B. translatorische Gelenktests).

Die aktuelle Untersuchungs- und Behandlungsstellung dient zugleich als Ausgangsposition für mobilisierende Techniken zur Verbesserung der Beweglichkeit.

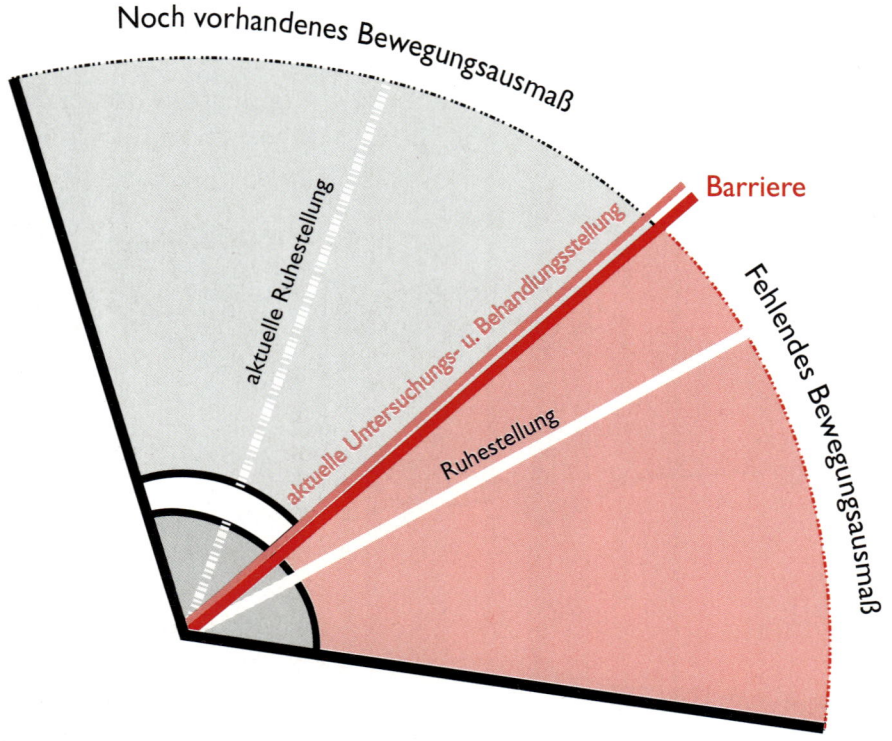

Osteokinematik (Lehre der Knochenbewegungen) 1.4.3

Die Osteokinematik befasst sich mit der Lehre der Knochenbewegungen im Raum. Diese Bewegungen kann man in Rotationsbewegungen und Translationsbewegungen aufteilen.

Rotationsbewegungen 1.4.3.1

Bei den Bewegungen, die wir durchführen müssen, unterscheiden wir zwischen den Bewegungen im Raum und den Bewegungen im Gelenk.

Flexion, Extension, Abduktion, Adduktion sowie die Innen- und Außenrotation sind Bewegungen im Raum, die in einer Ebene um eine Umdrehungsachse stattfinden. Wird diese Ebene verlassen, dann setzt sich die Bewegung aus mehreren Bewegungskomponenten zusammen.

Diese zusammengesetzten Bewegungen werden als gekoppelte Bewegungen bezeichnet, wenn dadurch das größtmögliche Bewegungsausmaß im Gelenk gewährleistet ist. Im Gegensatz dazu werden bei kombinierten bzw. nicht gekoppelten Bewegungen die Komponenten so zusammengesetzt, dass das Bewegungsausmaß schon früher limitiert wird.

Beispiel: Schultergelenk

Gekoppelte Bewegung: Flexion/Abduktion/Außenrotation
Nicht gekoppelte Bewegung (bzw. kombinierte Bewegung):
Flexion/Abduktion/Innenrotation

Die Bewegungen im Raum können sowohl aktiv wie auch passiv durchgeführt werden.

Translationsbewegung 1.4.3.2

Bei translatorischen Bewegungen handelt es sich um gleichförmige Bewegungen im Gelenk, bei denen keine Winkelveränderung im Gelenk entsteht (siehe Abschnitt 2, Untersuchungs- und Behandlungsprinzipien).

1.4.4 Arthrokinematik

In der Arthrokinematik werden die im Gelenk stattfindenden mechanischen Abläufe besprochen.

Zum besseren Verständnis dessen, was im Gelenk stattfindet, ist es sinnvoll, einen kleinen Ausflug in die Physik zu unternehmen. Hier sind die Phänomene des Rollens und des Gleitens bekannt. Das Gleiten kann noch in ein Rotationsgleiten und ein translatorisches Gleiten unterteilt werden.

1.4.4.1 Rollen

Die Rollbewegung wird so definiert, dass während eines Bewegungsablaufes eines Körpers um eine Umdrehungsachse immer neue Kontaktpunkte der einen Gelenkfläche mit neuen Kontaktpunkten der anderen Gelenkfläche in Berührung kommen. Es kommt bei einer Rollbewegung zum Weggewinn in Bewegungsrichtung.
Der **Vorteil** einer reinen Rollbewegung ist es, dass die Abnutzung durch Haftreibung relativ gering ist.
Der Nachteil ist, dass durch das Mitwandern der Umdrehungsachse relativ große Gelenkflächen benötigt werden, auf denen der Körper rollen kann.
Diese Voraussetzung bieten die Gelenkflächen im menschlichen Körper so gut wie gar nicht. (Es würde bei reinen Rollbewegungen zu Luxationen bzw. Kompressionen kommen.) Die einzige „reine" Rollbewegung im menschlichen Körper findet bei den ersten 10°–20° Flexion im Kniegelenk statt.

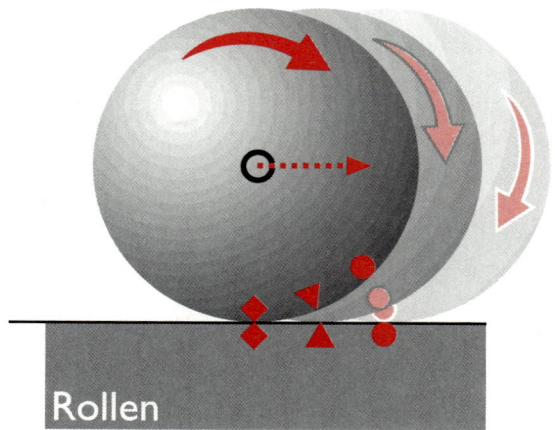

Rollen

1.4.4.2 Gleiten

Beim Gleiten als Bewegungsablauf kommen dieselben Punkte des einen Gelenkpartners mit immer neuen Punkten des anderen Gelenkpartners in Berührung.

In der Manuellen Therapie muss unterschieden werden zwischen:

-Rotationsgleiten und
-Translatorischem Gleiten

Rotationsgleiten

Beim Rotationsgleiten kommen dieselben Punkte des fixierten Gelenkpartners mit immer neuen Punkten des bewegten Partners in Berührung, die Umdrehungsachse bleibt dabei jedoch konstant, es entsteht also kein Weggewinn. Lediglich die Oberfläche des bewegten Gelenkpartners legt einen Weg zurück.

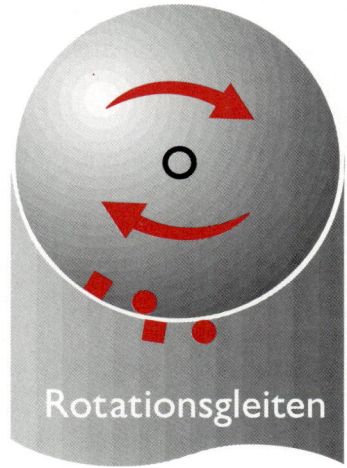

Vorteil: Relativ große anguläre Bewegungen bei verhältnismäßig kleinen Gelenkflächen.
Nachteil: hohe Haftreibung.

Translatorisches Gleiten

Hierbei erfolgt die Gleitbewegung durch eine geradlinige Bewegung des bewegten Gelenkpartners parallel zur Behandlungsebene auf dem fixierten Gelenkpartner. Alle Punkte des bewegten Gelenkpartners erzielen exakt den gleichen Weggewinn.

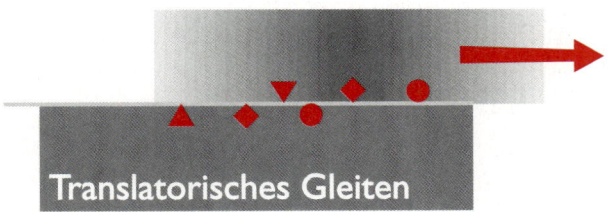

Vorteil: keine Hebelwirkung, dadurch keine Scherkräfte.
Nachteil: hohe Haftreibung.

1.4.4.3   Rollgleiten

Das Rollgleiten setzt sich aus einer Roll- und einer Gleitbewegung zusammen. Es erfolgt ein Weggewinn durch die Rollbewegung. Die Gleitbewegung trägt je nach Form des bewegten Anteils entweder zum zusätzlichen Weggewinn bei (konkav) oder verhindert durch eine entgegengesetzte Gleitbewegung zur Rollbewegung das Verlassen des Kopfes aus der Pfanne (konvex). Die Richtung der Gleitbewegung ist also abhängig von der Form des bewegten Gelenkpartners. In der Manuellen Therapie spricht man auch von der „Konkav-Konvex-Regel".

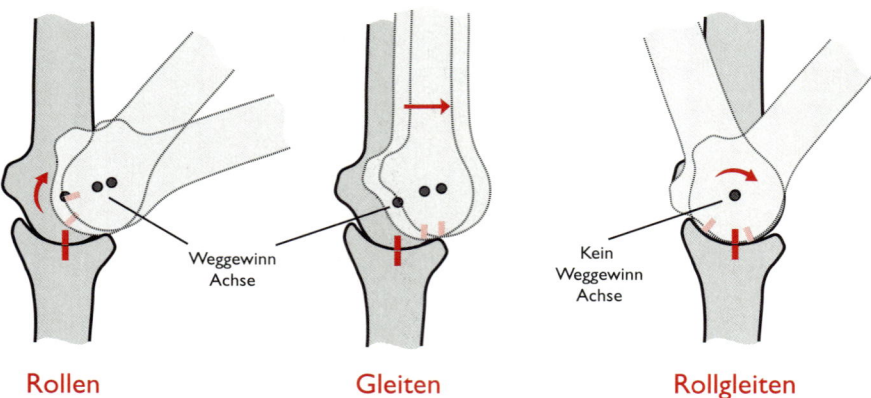

Die Rollkomponente ist immer gleich der Bewegung des Knochens im Raum. Die Richtung der Gleitkomponente ist abhängig von der Form des bewegten Gelenkpartners. Der bewegte Gelenkpartner kann eine konvexe oder konkave Form haben. Daraus lässt sich die „Konkav-Konvex-Regel" ableiten:

1.4.4.4   Konkav-Konvex-Regel

Ist der bewegte Gelenkpartner konkav, findet die Gleitbewegung im Gelenk in die gleiche Richtung der Knochenbewegung im Raum bzw. der Rollbewegung im Gelenk statt.

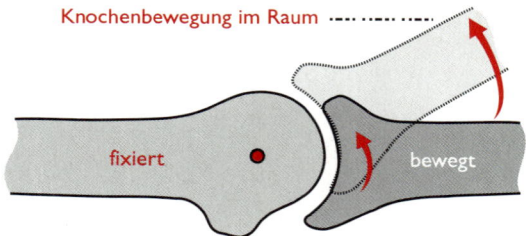

Ist der bewegte Gelenkpartner konvex, findet die Gleitbewegung im Gelenk entgegengesetzt der Knochenbewegung im Raum bzw. der Rollbewegung im Gelenk statt.

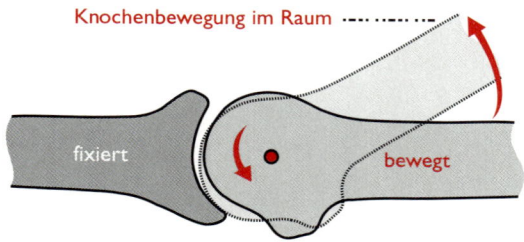

Gelenkspiel

Der Begriff Gelenkspiel, auch „Joint Play" genannt, wurde ursprünglich von Manualtherapeuten geprägt. Es definiert die passive Beweglichkeit zweier Gelenkpartner senkrecht oder parallel zur Tangential- bzw. Behandlungsebene. Das Gelenkspiel ist abhängig von der Stellung des Gelenkes (siehe 1.4.2.2) und der Beschaffenheit der intra- und extraartikulären Strukturen. Im Rahmen der spezifischen Untersuchung des Gelenkes wird die Qualität und Quantität des Gelenkspiels beurteilt. Bei verändertem Gelenkspiel wird therapeutisch mobilisierend bzw. stabilisierend auf das Gelenk eingegangen.

1.5 Physiologische, neurophysiologische und mechanische Wirkungen

In diesem Kapitel soll vereinfacht auf die mechanischen und neurophysiologischen Wirkungen der Techniken in der Manuellen Therapie eingegangen werden. Für weitergehende Erläuterungen muss auf entsprechende Fachliteratur hingewiesen werden (z.B.: Neurophysiologische Aspekte der manuellen Medizin von H. D. Wolff).

Die Aufteilung erfolgt in

-Mechanische Wirkungen und
-Neurophysiologische Wirkungen.

1.5.1 Mechanische Wirkungen

1.5.1.1 Wirkung von Druck und Entlastung auf Knorpel und Knochen

Die optimale Ernährungssituation von Knochen und Knorpel wird von Be- und Entlastung bestimmt, die in einem ausgewogenen Verhältnis stattfinden muss. Vermehrte Be- und Entlastung führt zu einer gestörten Ernährung im Gelenk, was auf die Dauer zu degenerativen Veränderungen und Funktionsstörungen führen kann. Erhöhter Gelenkdruck auf Knorpel und Knochen wird z.B. mit reduzierenden Techniken therapiert. Zur Verbesserung der Ernährungssituation des Knorpels tragen intermittierend durchgeführte Techniken bei, die im Wechsel zu einer Be- und Entlastung führen.

1.5.1.2 Wirkung von Zug, Ruhigstellung und Dehnung auf die Gelenkkapsel und Ligamente

In einem intakten Gelenk besteht eine gewisse Grundspannung (Sollspannung) der Kapsel - und Bandstrukturen, die ein Optimum an Bewegung und Bewegungsführung ermöglicht.
Ruhigstellung kann zur Veränderung der Gelenkstrukturen (Schrumpfung, Verkürzung) führen und damit zur Veränderung der Grundspannung. Diese kann wiederum zur Verringerung des Bewegungsausmaßes (Hypomobilität) und zur Beeinträchtigung der Bewegungsführung beitragen. Liegt eine Veränderung bzw. Schrumpfung z. B. der Gelenkkapsel vor, dann wird mit mobilisierenden Techniken versucht, die Grundspannung zu normalisieren.

Länger anhaltende bzw. erhöhte Zugwirkung auf die Gelenkstrukturen kann zur Erweiterung z.B. der Gelenkkapsel führen und damit zur Vergrößerung des Bewegungsausmaßes und zur Veränderung der Bewegungsführung (Hypermobilität, Instabilität). Die überdehnte Gelenkkapsel kann durch passive manuelle Techniken nicht auf die notwendige Grundspannung gebracht werden. In diesem Fall muss durch aktive stabilisierende Maßnahmen die gelenkumgebende Muskulatur so trainiert werden, dass sie in der Lage ist, kompensatorisch eine stabilisierende Funktion für das betroffene Gelenk zu übernehmen.

Verbesserung der viskoelastischen Eigenschaften des Kapselbandapparates 1.5.1.3

Die Viskosität und Elastizität des Kapselbandapparates stehen in einem bestimmten Verhältnis zueinander. Zum besseren Verständnis müssen die einzelnen Begriffe näher erläutert werden.

Bei der Viskosität handelt es sich um eine geschwindigkeitsabhängige Verformung eines Körpers. Die Elastizität bestimmt die Rückführung des verformten Körpers nach Beendigung der Einwirkung äußerer Kräfte in seine ursprüngliche Gestalt.

Viskoelastizität ist dementsprechend die Zeit- und Geschwindigkeitsabhängigkeit der Rückführung eines Körpers nach Einwirkung äußerer Kräfte in seine ursprüngliche Gestalt. Für den menschlichen Körper bedeutet dies, dass nach einem Reiz (Trauma) z.B. auf Kapselbandstrukturen und die damit verbundene Verformung (Dehnung) die Rückführung in den ursprünglichen Zustand erst nach einer bestimmten Zeit und mit unterschiedlicher Geschwindigkeit erfolgt. Nachweislich tragen be- und entlastende Bewegungsimpulse zur Verbesserung der viskoelastischen Eigenschaften des Gewebes bei.

Verbesserung des Gleitverhaltens der Gelenkflächen 1.5.1.4

Eine intakte Gleitbewegung im Gelenk ist von mehreren Faktoren abhängig. Wie unter 1.5.1.2. beschrieben ist, muss unter anderem eine gewisse Grundspannung der Gelenkkapsel vorhanden sein.

Es ist leicht vorstellbar, dass die Viskosität der Synovia ebenfalls das Gleitverhalten beeinflusst.

Manualtherapeutische Techniken wie das Gleiten und die Traktion beeinflussen die Viskosität der Synovia und verbessern damit auch das Gleitverhalten im Gelenk.

> **Merke: Es ist erwiesen, dass aktive oder passive mechanische Reize eine molekulare Deformierung eines Körpers herbeiführen können und damit die Viskositätseigenschaften und deren Widerstand beeinflussen.**

Neurophysiologische Wirkungen 1.5.2

Beschreibung eines neurologischen Segments und seine neurophysiologischen Wirkungen 1.5.2.1

Neben den mechanischen Wirkungen auf die vorher genannten Strukturen werden mit manualtherapeutischen Techniken auch die Proprio- (Spannungsmelder) und Nozizeptoren (Schadens- und Schmerzmelder) beeinflusst.

Um die neurophysiologischen Wirkungsmechanismen und den Einfluss der Rezeptoren erläutern zu können, soll nachfolgend der Weg der Reizweiterleitung vereinfacht dargestellt werden (s. Abb.).

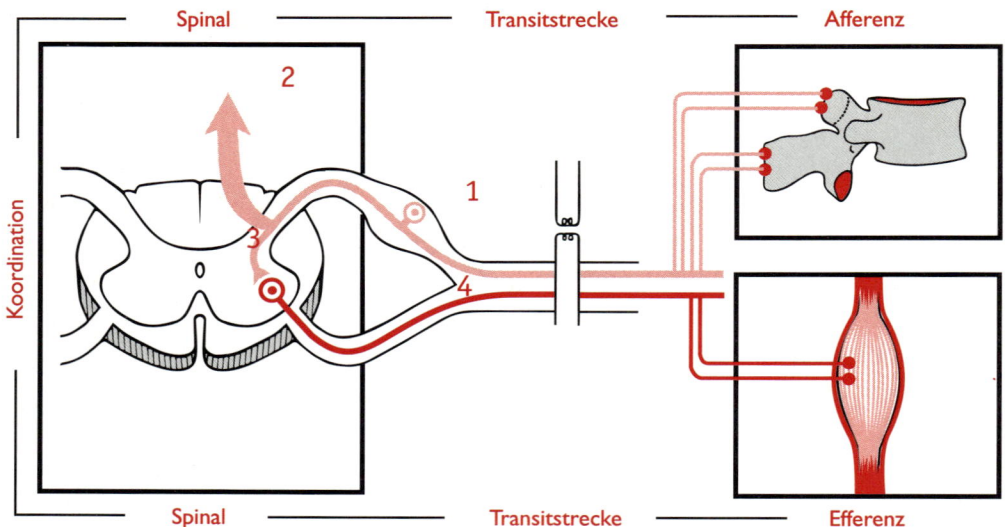

Die Rezeptorentätigkeit in peripheren Strukturen (Gelenk, Muskulatur, Nerven...) wird über die afferenten Fasern zum Hinterhorn des Rückenmarks weitergeleitet (1). Dort erfolgt eine Umschaltung der Information nach zentral (2) oder auf spinaler Ebene zum motorischen Vorderhorn (3), um direkt über die efferenten motorischen Fasern zum „Erfolgsorgan" Muskel zu gelangen (4).

1.5.2.2 Beeinflussung der Propriozeptoren und Nozizeptoren durch mechanische Stimuli

Bei den Propriozeptoren handelt es sich um in der Gelenkkapsel liegende Spannungsmelder, die für Lage- und Stellungsveränderungen zuständig sind. Bei den Nozizeptoren handelt es sich um die im Gewebe befindlichen Schadensmelder, die abhängig von mechanischen, chemischen und thermischen Reizen bei Überschreitung einer bestimmten Reizschwelle reflektorische Reaktionen auslösen.

Das Behandlungsziel ist, mit manualtherapeutischen Techniken die Reizschwelle dieser Rezeptoren zu beeinflussen. Die Wahl der Technik ist abhängig von den Rezeptoren, die es zu beeinflussen gilt.

Die Propriozeptoren werden in der Physiotherapie überwiegend durch aktive Techniken (z.B. aus dem PNF-Konzept bzw. aus der Med. Trainingstherapie) beeinflusst. Die unter 1.5.1.2 beschriebenen Techniken, die den Spannungszustand der Gelenkkapsel beeinflussen, wirken ebenfalls auf die Propriozeptoren. Durch mechanische Reize auf die Propriozeptoren erfolgt außerdem eine Hemmung der Nozizeptoren (z.B. Friktionen).
Ist es aber das Ziel, auf chemo- oder thermosensibe Nozizeptoren einzuwirken, dann stehen durchblutungsfördernde Maßnahmen im Vordergrund. Neben Maßnahmen aus der physikalischen Therapie kommen manualtherapeutische Techniken in Frage, die eine intermittierende Belastung ausüben und dadurch positiv auf die allgemeine Situation im Gelenk einwirken.

Indikationen und Kontraindikationen der Manuellen Therapie 1.6

Indikationen 1.6.1

In der Fachliteratur zur Manuellen Medizin liest man, dass die einzige Indikation zur Manuellen Therapie die Blockierung eines Gelenkes ist.
Fasst man unter Manueller Therapie lediglich mobilisierende und manipulierende Techniken der Gelenke zusammen, ist diese Aussage richtig.
Dieses Skript möchte darüber hinausgehen und deutlich machen, dass auch Störungen der Muskulatur und der Nerven Indikationen für Manuelle Therapie sein können.
Die Indikation zur Manuellen Therapie und die Auswahl der spezifischen Techniken ist abhängig von der ärztlichen Diagnose, den spezifischen Untersuchungsergebnissen durch den Physiotherapeuten und vom Allgemeinzustand des Patienten.

Kontraindikationen 1.6.2

Kontraindikationen können nur für diejenigen Techniken der Manuellen Therapie gelten, bei denen die Wirkung dem Therapieziel entgegen steht.

Beispiel:
mobilisierende Gelenktechniken sind kontraindiziert bei:

- akuten entzündlichen Prozessen,
- Instabilitäten z.B. nach Traumen, entzündlichen Prozessen,
- Gefäßerkrankungen,
- pathologischen Veränderungen z.B. Neoplasma.

2 Untersuchungs- und Behandlungsprinzipien

2.1 Theoretische und praktische Grundlagen

In diesem Abschnitt werden die wesentlichen Bestandteile des Untersuchungs- und Behandlungsschemas theoretisch nach dem „Was?, Wie? und Warum?" abgehandelt und an praktischen Beispielen demonstriert. Die einzelnen Bausteine dienen als Grundlage und werden in den nachfolgenden orientierenden und spezifischen Untersuchungsgängen der einzelnen Gelenke immer wieder abgerufen. Diese Grundlagen gliedern sich wie folgt:

-Palpation,
-Anguläre Bewegung,
-Translatorische Bewegungen,
-Provokation.

Definition: Palpation (wörtlich):   Untersuchung durch Tasten, Klopfen.
                   palpabel (wörtlich):   tast- bzw. fühlbar.

Die direkte Übersetzung des Wortes Palpation aus dem Lateinischen sagt alles
aus. Die Untersuchung durch Tasten und Fühlen stellt einen wesentlichen Bestandteil der Untersuchung dar, um gestörte Strukturen aufzufinden.

Die Wahrnehmung erfolgt über die Oberflächen- und Tiefensensibilität des
Therapeuten.

Palpable Strukturen sind:
- Haut, Unterhaut,
- Bindegewebe,
- Knorpel,
- Kapsel, Bänder,
- Muskeln, Sehnen,
- Knochen, Gelenke,
- Nerven, Gefäße.

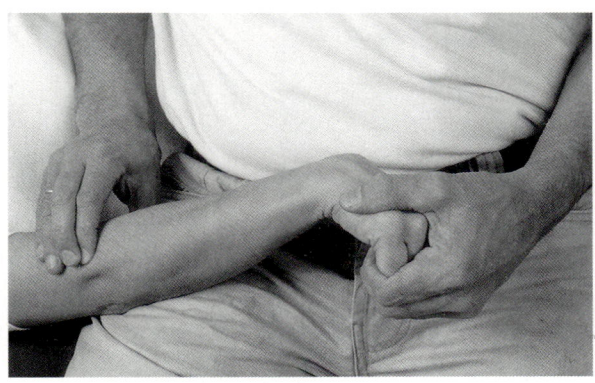

Beispiel: Palpation der
Muskulatur am Unterarm

Praktischer Hinweis zur Palpation:
Grundsätzlich muss bei der Palpation zwischen der Palpation von
ruhenden und bewegten Strukturen unterschieden werden.
Bei ruhenden Strukturen empfiehlt es sich, den Palpationsfinger
bzw. die Palpationshand zu bewegen. Bei der Bewegungspalpation
bleibt der Palpationsfinger ruhig. Die Wahrnehmung der Palpation erfolgt über die Oberflächen- und Tiefensensibilität des
Therapeuten. Bei der Wahrnehmung über die Oberflächen-
sensibilität eignet sich die Fingerbeere des Zeige- und Mittelfin-
gers am besten zur Tastuntersuchung. Bei der Wahrnehmung über
die Tiefensensibilität führt der Therapeut die Bewegungsabläufe,
möglichst standardisiert aus den gleichen Ausgangspositionen
durch. Diese Vorgehensweise sowie das Ausschalten weiterer
Sinnesorgane (Hören, Sehen, Schmecken etc.) erleichtern das
Wahrnehmen besonders bei minimalen Bewegungsabläufen.

Ziele der Palpation:
- Differenzieren der anatomischen Strukturen
(z.B.: Ursprung, Ansatz und Verlauf der Muskulatur und der Bänder),
- Herausfinden von pathologischen Veränderungen in den Geweben
(Konsistenzveränderungen, Spannungsveränderungen) und
Provokation dieser Strukturen,
- Registrierung von Qualität und Quantität der Bewegung.

Anguläre Bewegungen

Definition: angulus (lat.): der Winkel
Bewegungen, bei denen eine Winkelveränderung im Gelenk entsteht.

Anguläre Bewegungen können aktiv und passiv erfolgen.

Aktive Bewegungen

Definition: Bei der aktiven Bewegung handelt es sich um eine durch dynamische Muskelkontraktion hervorgerufene Bewegung um die Umdrehungsachsen der Gelenke.

Ziele der aktiven Bewegung in der Manuellen Therapie:

bei der Untersuchung:

Aussage über
- die Motivation des Patienten, die Bewegung durchzuführen,
- das Vorhandensein von ausreichender Kraft zur Durchführung der Bewegung,
- den harmonischen Ablauf der Bewegung bzw. Ausweichbewegungen,
- das Bewegungsausmaß,
- Schmerzen während der Bewegung,
- Unterschiede bei ein, zwei oder drei Bewegungskomponenten des Gelenkes,
- Unterschiede zwischen gekoppelten und kombinierten bzw. nicht gekoppelten Bewegungen.

bei der Behandlung:

- Erhalten bzw. Verbessern des Bewegungsausmaßes,
- Erhalten und Verbessern der Kraft und der Ausdauer,
- Optimierung der Muskelkoordination,
- Bahnung funktioneller Bewegungsabläufe,
- Durchblutungsverbesserung und Kreislaufregulation, Thromboseprophylaxe.

Grundlagen der aktiven Bewegung:
Aktive Bewegungen können als freie Bewegungen, d.h. gegen die Schwerkraft, oder als Bewegungen gegen Widerstand durchgeführt werden. Bei letzterem werden dem Eigengewicht des Körperteils und dessen Schwerkraft zusätzlich Widerstände bei der Bewegung entgegengesetzt.

Entsprechend den vorhandenen Umdrehungsachsen können aktive Bewegungen um

- eine Umdrehungsachse (z.B.: Knieflexion bzw. -extension),
- zwei Umdrehungsachsen (Daumensattelopposition und -reposition),
- drei Umdrehungsachsen (Schulterflexion, -abduktion, -außenrotation),
(Wirbelsäulenflexion, -seitneigung, -rotation)
ausgeführt werden.

Die Zusammensetzung der Bewegungskomponenten von Gelenken mit drei Umdrehungsachsen entscheiden über:

-das (größtmögliche) Bewegungsausmaß durch gekoppelte Bewegung

Beispiel: Schultergelenk   -> Flexion/Abduktion/Außenrotation.
          Wirbelsäule (BWS/LWS) -> Flexion/Seitneigung und Rotation
                                 gleichsinnig,
                           -> Extension/Seitneigung und Rotation
                                 gegensinnig.

-und die (größtmögliche) Stabilität durch kombinierte (nicht gekoppelte) Bewegung.

Beispiel: Schultergelenk   -> Flexion/Abduktion/Innenrotation *gegensinnig*
          Wirbelsäule (LWS) -> Flexion/Seitneigung und Rotation ~~gleichsinnig~~,
                     -> Extension/Seitneigung und Rotation ~~gegen~~ *gleich-*
                     sinnig.

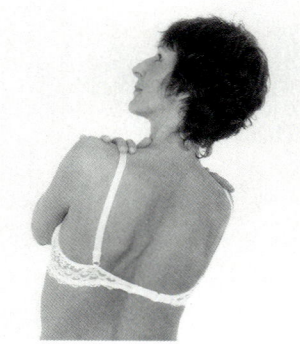

Beispiel: gekoppelte Bewegung BWS (Extension, Seitneigung und gegensinnige Rotation)

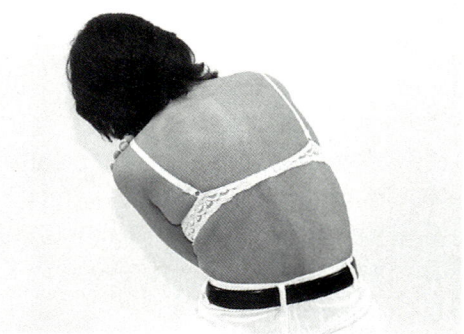

Beispiel: kombinierte Bewegung BWS (Flexion, Seitneigung und gegensinnige Rotation)

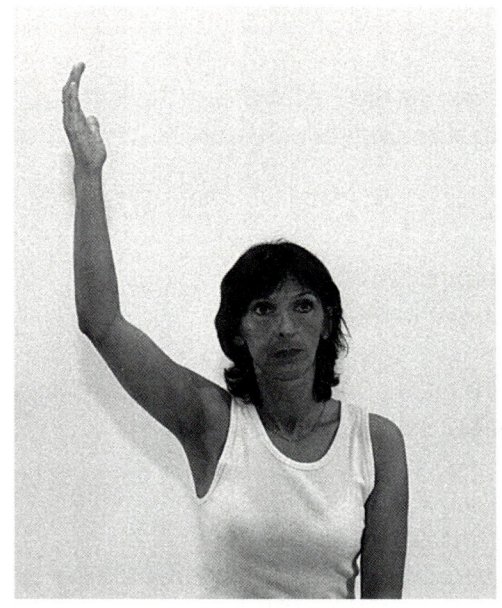

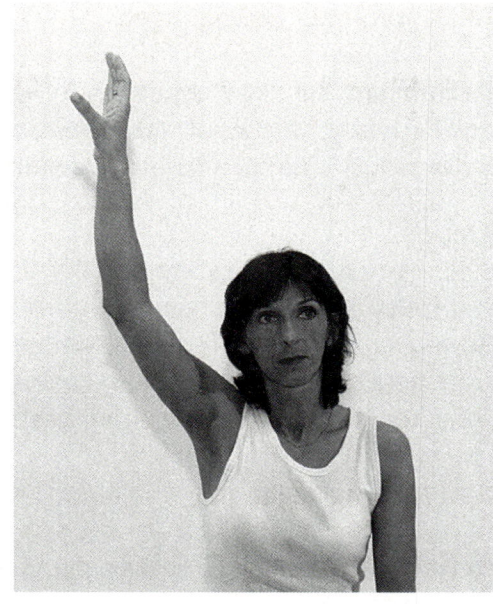

Beispiel: gekoppelte Bewegung Schulter
(Flexion, Abduktion, ~~Innenrotation~~) *AR*

Beispiel: kombinierte Bewegung Schulter
(Flexion, Abduktion, Innenrotation)

2.1.2.2 Aktiv geführte Bewegungen

Definition: Bei aktiv geführten Bewegungen handelt es sich um Bewegungen des Patienten, die durch manuelle Stimulation des Therapeuten in bestimmte Bewegungsrichtungen gelenkt werden.

Ziel:
- den Patienten in bestimmte Körperstellungen zu führen,
- einzelne Körperregionen oder einzelne Gelenke in bestimmte Bewegungskomponenten einzustellen,
- die gesamte Bewegungsbahn auszuschöpfen,
- die Koordinationsverbesserung bestimmter Bewegungsabläufe.

2.1.2.3 Assistive Bewegungen

Definition: Bei assistiven Bewegungen wird ein Teil des Eigengewichts des zu bewegenden Körperabschnitts während des Bewegungsablaufes durch den Therapeuten aufgehoben.

Ziel:
- Aktive Bewegung unter Schwerkraftverminderung des zu bewegenden Körperabschnitts,
- Verringerung der Hebelverhältnisse und der Schwerkraft,
- Ausschaltung der Schwerkraft.

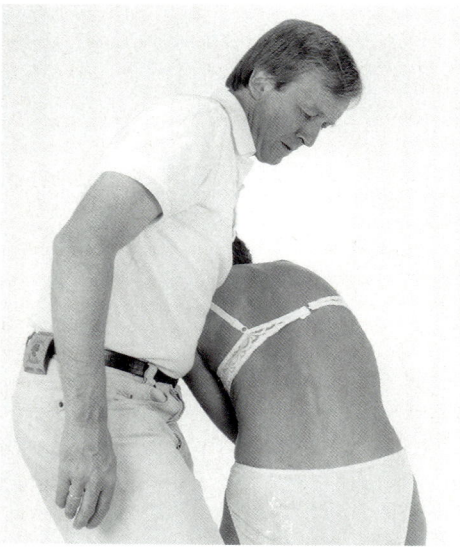

Beispiel: assistive Bewegung BWS (Flexion, gleichsinnige Rotation zur Seitneigung)

2.1.2.4 Resistive Bewegungen

Definition: Bei resistiven Bewegungen wird zum Eigengewicht und zur Schwerkraft ein zusätzlicher Widerstand der Bewegung entgegengesetzt.
Der Widerstand kann z.B. durch
- den Therapeuten (manueller Widerstand)
- Geräte (Zugapparate, Gewichte, Thera-Bänder) erfolgen.

Ziele:

bei der Untersuchung:
- Provokation der Muskulatur durch konzentrische, exzentrische und isometrische Belastung.

bei der Behandlung:
- Erhalten und Verbessern des Bewegungsausmaßes,
- Erhalten und Verbessern der Kraft und der Ausdauer,
- Optimierung der Muskelkoordination,
- Bahnung funktioneller Bewegungsabläufe,
- Stabilisation von Gelenk- und Körperstellungen,
- Durchblutungsverbesserung und Kreislaufregulation...

Passive Bewegungen

Definition: Bewegungen ohne Muskelaktivität

Passive Bewegungen werden meistens vom Therapeuten vorgenommen. Sie können aber auch durch den Patienten selbst oder durch technische Hilfsmittel durchgeführt werden.

Ziele der passiven Bewegung in der Manuellen Therapie:

bei der Untersuchung:
- Ausschalten der Strukturen, die die aktive Bewegung bewerkstelligen,
- Bewegungen über die aktive Bewegungsgrenze hinaus weiterzuführen,
- Beurteilung der Quantität und Qualität einer Bewegungsgrenze in der, gesamten Bewegungsbahn und über das aktive Bewegungsausmaß hinaus.

bei der Behandlung:
- Erhalten und Verbessern des Bewegungsausmaßes von Gelenken,
- Erhalten und Verbessern der Elastizität von Weichteilstrukturen,
- Erhalten und Verbessern des Bewegungsausmaßes neuraler Strukturen,
- Verbesserung der allgemeinen Situation von Gelenk-, Weichteil- und Neuralstrukturen,
- Koordinationsschulung zur Verbesserung von aktiven Bewegungen.

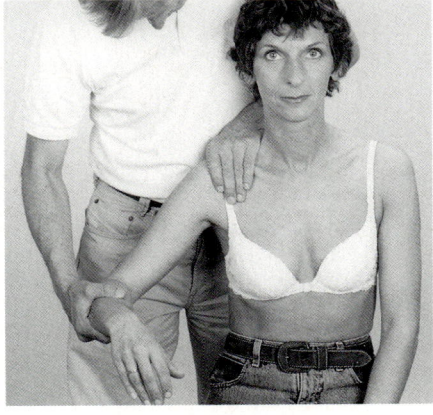

Beispiel: passive Bewegung (Schultergelenk)

2.1.2.6 Endgefühl

Definition: Feststellung der Bewegungsqualität am Ende einer angulären Bewegung durch zusätzliche leichte Druckerhöhung über das vorhandene aktive und passive Bewegungsausmaß hinaus.

Die Qualität wird je nach Widerstand der limitierenden Struktur in vier Kategorien eingeteilt:

1. Weich-elastisches Endgefühl:
   Die Bewegung wird passiv durch Muskulatur gebremst.
2. Fest-elastisches Endgefühl:
   Die Bewegung wird durch Kapselbandstrukturen gestoppt.
3. Hart-elastisches Endgefühl:
   Die Bewegung wird durch Knochen gestoppt.
4. Leeres Endgefühl:
   Die Bewegung wird durch Muskelaktivität der Antagonisten vor dem eigentlichen passiven Bewegungsende gestoppt.

> **Praktischer Hinweis:**
> Jedes Gelenk hat ein charakteristisches Endgefühl, welches jedoch individuell von dem Konstitutionstyp des Patienten abhängig ist. Um eine Aussage über eine Veränderung des Endgefühls zu erhalten, ist dieses mit dem „normalen" Endgefühl der anderen Seite zu vergleichen (Seitenvergleich).

Ziel: Über die Qualität des Endgefühls einen Hinweis auf die Art und Struktur der Läsion zu bekommen.

> **Praktischer Hinweis:**
> Der Übergang der aufgeführten vier Endgefühlqualitäten ist fließend. Die Information, die man über das Endgefühl erhält, muss durch weitere Testverfahren bestätigt werden.

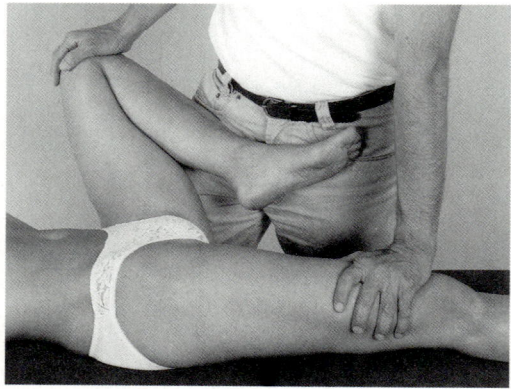

Beispiel: Test des Endgefühls (Hüftgelenk)

Translatorische Bewegungen

2.1.3

Definition: (wörtlich [phys.]) geradlinig fortschreitende Bewegung.

Für die Manuelle Therapie ist es unabdingbar, dass bei den translatorischen Bewegungen keine Winkelveränderungen im Gelenk entstehen.

(siehe 1.3.4 - 1.3.5)

Translatorische Bewegungen können aufgeteilt werden in:

-Gleiten (paralleles Gleiten),
-Traktion (Distraktion),
-Kompression.

der Gelenkflächen.

Translatorisches Gleiten

2.1.3.1

Hierbei erfolgt die Gleitbewegung der Gelenkflächen geradlinig. Mit Ausnahme der verriegelten Stellung und der Endstellung eines Gelenkes ist in allen Gelenkstellungen ein Gleiten möglich.

Quantität und Qualität der Gleitbewegung im Gelenk sind abhängig von der jeweiligen Stellung des Gelenkes. Bei Störungen im Gelenk kann die Gleitbewegung in eine oder mehrere Richtungen verändert sein (reduziert oder vermehrt).

Zur Untersuchung und Behandlung der Gelenke wird die Gleitbewegung hauptsächlich <u>translatorisch</u> zur Behandlungsebene durchgeführt.

Ziel:

bei der Untersuchung:
- Beurteilung der Qualität und Quantität der Gleitbewegung im betroffenen Gelenk.

bei der Behandlung:
- Erhalten bzw. Verbessern der Gleitbewegung,
- Schmerzlinderung im Gelenk.

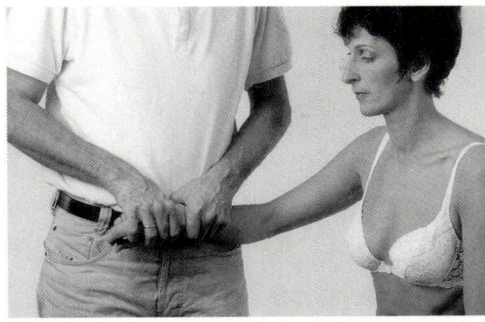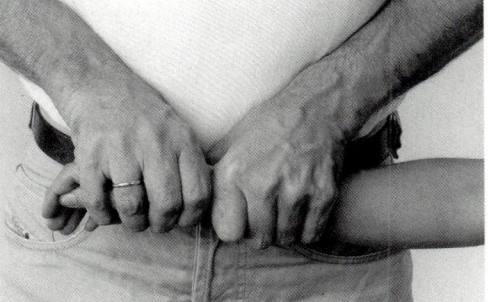

Beispiel: translatorisches Gleiten (Radiocarpalgelenk)

2.1.3.2 Traktion

Definition: (lat.: Zug)

Bei der Traktion handelt es sich um eine Separation zweier Gelenkpartner rechtwinklig zur Behandlungsebene ohne Winkelveränderung bei der Bewegung.

> **Praktischer Hinweis:**
> In der Praxis unterscheidet man die mobilisierende und schmerzlindernde Traktion.
> Die mobilisierende Traktion dient zur Verbesserung der Beweglichkeit des Gelenkes und wird in der aktuellen Untersuchungs- und Behandlungsstellung durchgeführt. Die Intensität ist meistens größer bzw. länger als bei der schmerzlindernden Traktion.
> Die schmerzlindernde Traktion dient zur Verbesserung der allgemeinen Situation im Gelenk und wird meistens in der aktuellen Ruhestellung durchgeführt. Geringe Intensität und intermittierende Anwendung ist als schmerzlindernde Traktion geeignet.

Ziel:

Bei der Untersuchung:
- Beurteilung der Qualität und Quantität der Gelenkbeweglichkeit.

Bei der Behandlung:
- Erhalten bzw. Verbessern der Gelenkbeweglichkeit,
- Schmerzlinderung im Gelenk.

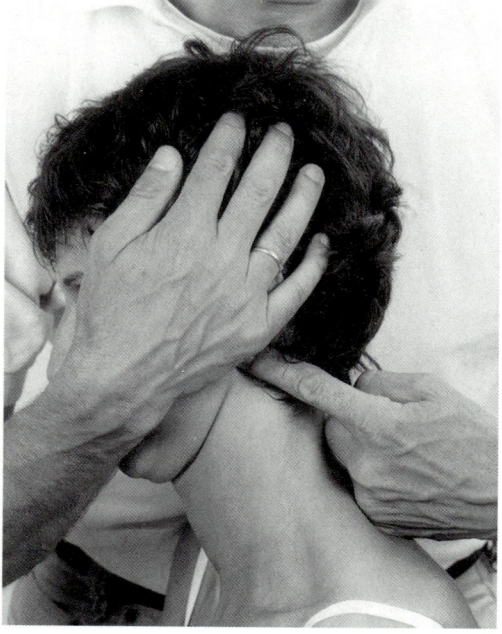

Beispiel: Traktion (obere HWS)

Kompression (translatorisch)

Definition: (lat.: Druck) Verdichtung, Aufeinanderdrücken.

Das Aufeinanderdrücken der jeweiligen Struktur führt zur Druckerhöhung.

Ziel:

bei der Untersuchung:
- Provokation,
- Kontrolle des Behandlungsergebnisses (Re-Test).

bei der Behandlung:
- Steigerung der Belastungsfähigkeit,
- Verbesserung der Ernährungssituation des Gelenkknorpels
(im Wechsel mit Entlastung [Traktion]).

Provokation (Herausforderung, Hervorrufen)

Definition: Bei der Provokation handelt es sich um eine erhöhte Belastung von Strukturen über die normale (physiologische) Belastungsfähigkeit hinaus.

Ziel:

bei der Untersuchung:
- Die Beschwerden des Patienten zu reproduzieren, um die betroffene
  Struktur herauszufinden
- Überprüfung der durchgeführten Therapie auf ihre Wirksamkeit (Re-Test).

Durchführung:
Die erhöhte Druck- oder Zugbelastung wird durch Erhöhung der Kraft und/oder der Geschwindigkeit der Einwirkung auf die getestete Struktur erreicht.
Die Ausführung der Provokation ist strukturabhängig verschieden.

Gelenk:
Die Provokation erfolgt durch Druck oder Zugbelastung auf die Gelenkpartner
- Kompression senkrecht auf die Gelenkflächen,
- Gekoppelte Einstellung (endgradig) (LWS/BWS),
- Kombinierte (nicht gekoppelte) Einstellung (HWS),
- Passive anguläre Bewegung.

Beispiele von Provokationstests der Gelenke:

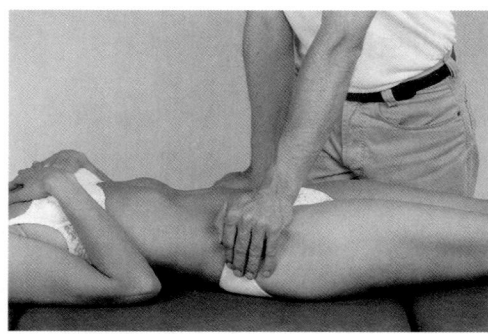

Provokation ISG
(senkrecht auf die Gelenkflächen)

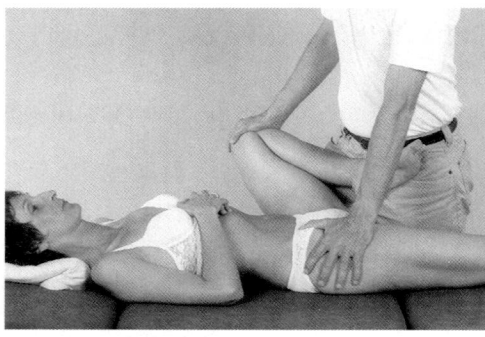

Provokation Hüftgelenk
(passive anguläre Bewegung)

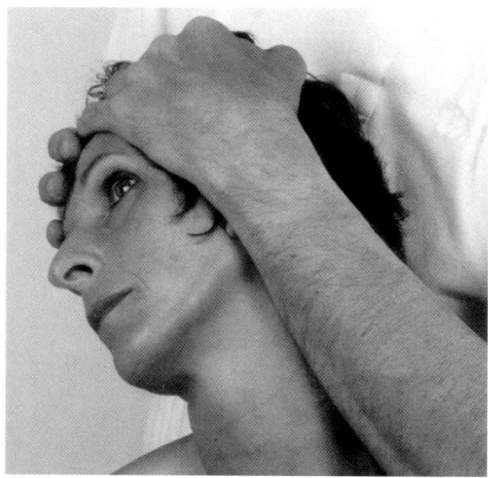

Provokation HWS
(gekoppelte Einstellung)

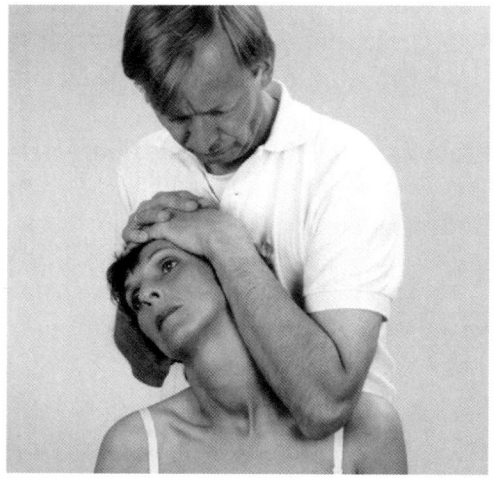

Provokation HWS
(kombinierte Einstellung)

Muskulatur:

Die Provokation kann durch aktive, resistive und passive Bewegungen bzw. Anspannung erfolgen. Erhöhter Druck oder Zugbelastung kann ebenfalls betroffene Muskulatur provozieren.

- Passive Dehnung,
- Passive punktuelle Druckbelastung,
- Konzentrische Belastung,
- Exzentrische Belastung,
- Isometrische Belastung.

Beispiele von Provokationstests der Muskulatur:

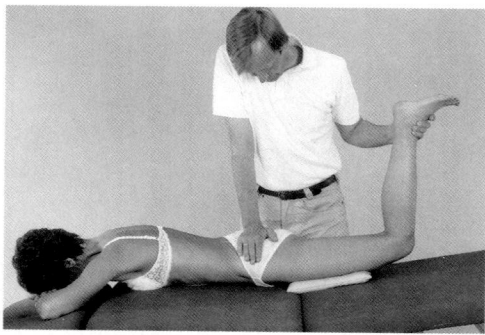

passive Dehnung

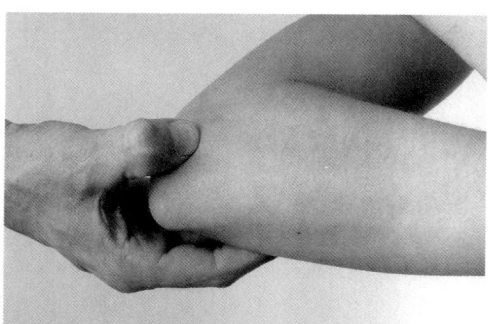

passive punktuelle Druckbelastung

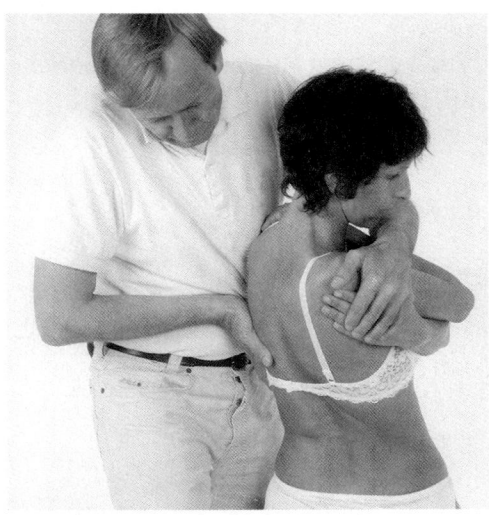 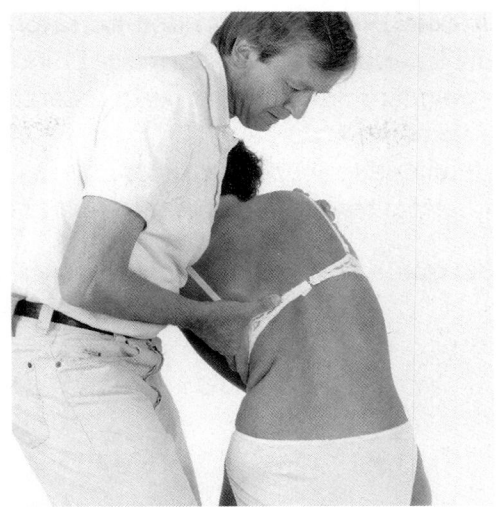

Provokation Muskulatur
(konzentrische Belastung)

Provokation Muskulatur
(exzentrische Belastung)

Nerven:
Die Provokation erfolgt über die Druck-
oder Zugbelastung der Nervenstränge:

-Kompression auf die Nervenwurzel,
-Zug an den Nerven,
-Passive punktuelle Druckbelastung.

Beispiel eines Provokationstests der Nerven:

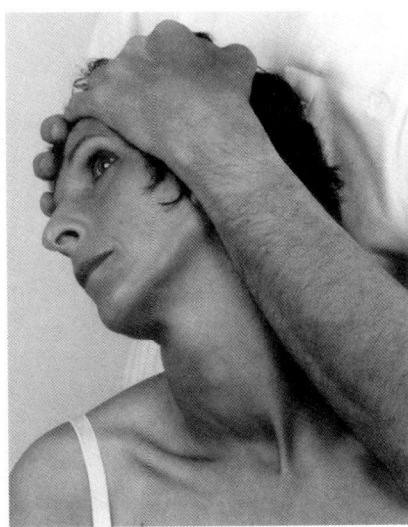

Beispiel Provokationstest
Nervenwurzel (HWS)

Bänder, Menisci, Disci und Bursae:

Die Provokation erfolgt durch eine Druck- und Zugbelastung auf das jeweilige Gewebe
- anguläre Bewegungen (evtl. zusätzlich mit Druck- oder Zugbelastung),
- axiale Kompression,
- punktuelle Druckbelastung,
- Bewegungen, bei denen ein Aufklaffen im Gelenk entsteht.

Beispiele von Provokationstests von Menisci und Bändern:

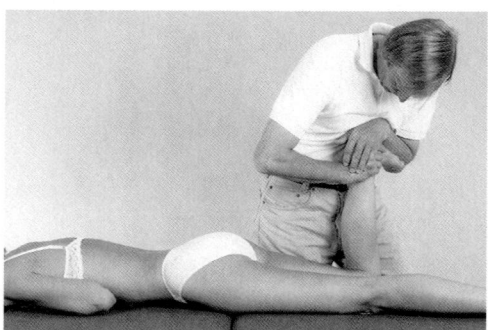

Provokation der Menisci durch anguläre Bewegungen mit Kompression

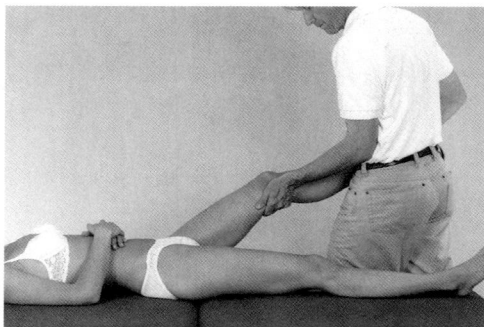

Provokation der Collateralbänder durch ein Aufklaffen im Gelenk

Ausführungsprinzipien 2.2

Die Effektivität der Untersuchung und Behandlung ist von bestimmten Ausführungsprinzipien abhängig. Sie betreffen:

-den Patienten,
-den Therapeuten,
-die Technik.

Den Patienten betreffend 2.2.1

Hier kommt es darauf an, ob der Patient untersucht oder behandelt werden soll. Ein Ziel der Untersuchung ist es, die Beschwerden des Patienten zu reproduzieren. Hat er Belastungsbeschwerden, z.B. in der Hüfte oder in der LWS, muss der Patient im Rahmen der orientierenden Untersuchung diese Belastungsstellung einnehmen.
Hat der Patient Probleme bei bestimmten Bewegungsabläufen (z.B. gegen die Schwerkraft), so müssen diese Bewegungen genauso durchgeführt werden.

> **Merke: Entlastende Untersuchungsstellungen wie z.B. Rückenlage können neben der veränderten Belastungssituationen der Gelenke auch zur Veränderung von Muskelfunktionen führen.**

Zur Behandlung soll sich der Patient je nach Therapieziel entweder in einer entlastenden bzw. entspannten Ausgangsposition befinden oder zur Belastungssteigerung in einer belastenden Ausgangsposition sein.

Beispiel: Zur Mobilisation eines Gelenks ist es sinnvoll, dass alle umliegenden Strukturen möglichst entspannt sind, also der Patient auch möglichst entlastet und entspannt gelagert wird.
Ist es das Ziel die Belastungsfähigkeiten von Strukturen entsprechend der Bewegungsabläufe im Alltag heraufzusetzen, so kann in diesem Falle eine belastende Ausgangsposition gewählt werden.

Den Therapeuten betreffend 2.2.2

Die Ausgangsstellung des Therapeuten soll ergonomisch, sicher und stabil sein. Was bedeutet dies im einzelnen? Wie unter 2.1.1 beschrieben, registriert der Therapeut einen Teil der Bewegungsqualität über seine Tiefensensibilität. Hierzu ist es erforderlich, dass seine eigene Propriozeption nicht bereits all zu sehr stimuliert ist.

Andererseits soll der Therapeut einen Teil der durchführenden Techniken mit Unterstützung des eigenen Körpergewichts durchführen. Hierzu ist es sinnvoll, möglichst nahe am zu mobilisierenden Körperabschnitt zu stehen, um die Mobilisation durch Gewichtsverlagerung des eigenen Körpers durchführen zu können.

Grundsätzlich ermöglicht eine leichte Flexionsstellung in Knie- und Hüftgelenken mit stabilisierter Wirbelsäule gleichzeitig Stabilität und Mobilität des Therapeuten in alle Richtungen.

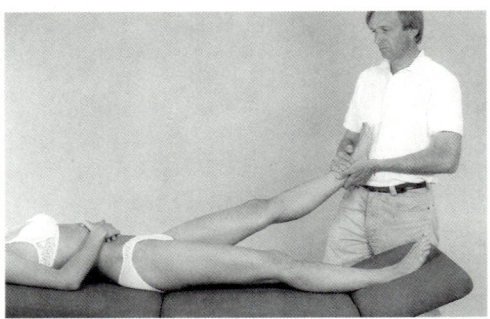

Beispiel: ergonomische Ausgangsstellung zur Hüftgelenkstraktion

2.2.3 Die Technik betreffend

Pauschale Prinzipien für alle Techniken können hier nicht vorgeschlagen werden, da die Durchführung der einzelnen Techniken je nach Zielsetzung sehr unterschiedlich sein kann.
Für die meisten Techniken sollten aber folgende Durchführungsprinzipien berücksichtigt werden.

Grifftechnik:
Sehr feste und/oder punktuelle Griffe können schmerzhaft sein und zu Abwehrspannungen des Patienten führen.

> **Merke: Möglichst flächiges Greifen der zu untersuchenden und zu behandelnden Körperabschnitte.**

Gelenkfernes Greifen:
Greifen entfernt von der Umdrehungsachse kann zu Hebelwirkungen und dadurch zu Scherkräften auf das zu untersuchende Gelenk führen.

> **Merke: Um Hebelwirkungen zu vermeiden, soll möglichst gelenknah gegriffen werden.**

> **Merke: Die Dosierungen der einzelnen Techniken sind davon abhängig, ob sie für die Untersuchung oder für die Behandlung eingesetzt werden.**

Beispiele:
Das Gelenkspiel ist mit geringer Intensität zu testen.

Ist das Gelenkspiel vermindert, muss die Intensität bei der Mobilisation heraufgesetzt werden.

Ist es das Ziel, z.B. die intraartikulären Strukturen des Gelenks zu provozieren und damit die Schmerzen des Patienten zu reproduzieren, müssen die Gelenkflächen **mit Druck** aufeinander komprimiert werden.

Die Dosierung im Rahmen der Therapie wird im Folgenden näher beschrieben.

2.3 Dosierungsgröße und Intensität

Die Häufigkeit und Dauer der einzelnen Reize sowie die einwirkende Kraft bestimmen die Dosierung und Intensität der Anwendungen. Diese ist wiederum abhängig von der Art der Störung.
Auf Dauer und Intensität der Einzelimpulse wird später noch eingegangen, die Summation der Einzelimpulse während einer Behandlung ist nämlich auch abhängig von der individuellen Reaktion des Patienten.

Grundsätzlich ist zu sagen, dass je größer die strukturellen Veränderungen einer Funktionsstörung sind, desto länger ist der Einzelimpuls in der Therapie zu halten. Die Intensität ist abhängig von der gestörten Struktur.
Liegen Bewegungseinschränkungen ohne nennenswerte strukturelle Veränderungen vor, wird der Einzelimpuls bei der Mobilisation verkürzt durchgeführt.
Ist die Beeinflussung des Schmerzes das Haupttherapieziel, verkürzt sich der Einzelimpuls noch mehr und die Technik wird intermittierend durchgeführt.

Das im Folgenden dargestellte Untersuchungsschema konzentriert sich auf Störungen am Bewegungssystem.

Bewegungseinschränkungen und/oder Schmerzen als Leitsymptome können durch unterschiedlichste Strukturen verursacht werden.
Da die ärztliche Diagnose nicht immer eine genaue Aussage über die Art bzw. Lokalisation der gestörten Struktur gibt, muss der Physiotherapeut in der Lage sein, in der ihm zur Verfügung stehenden Zeit sämtliche in Frage kommenden Körperregionen und Strukturen zu untersuchen und zu differenzieren. Die gerade in der freien Praxis immer kürzer werdenden Behandlungseinheiten erfordern ein gezieltes und rationelles Vorgehen der Untersuchung.

Aus den vorstehend genannten Gründen wird der Untersuchungsgang in eine

-orientierende Untersuchung und eine
-spezifische Untersuchung aufgeteilt.

Orientierende Untersuchung 2.4.1

Das Ziel der orientierenden Untersuchung ist es, in möglichst kurzer Zeit die betroffene Region und Struktur herauszufinden. Die dann folgende spezifische Untersuchung konzentriert sich nur noch auf die herausgefilterte Region bzw. Struktur.

Der Leitgedanke der orientierenden Untersuchung ist es, sämtliche in Frage kommenden Befunde in einen Trichter zu packen und ausgehend von einer gezielten Anamnese, der folgenden Inspektion, aktiver und passiver Bewegungsprüfung den Hinweis auf eine Störung einer bestimmten Region bzw. Struktur zu erhalten.
Dieser Verdacht soll anschließend durch Provokationstests und der damit verbundenen Reproduzierbarkeit der Beschwerden des Patienten bestätigt werden. Die betroffene Struktur und Region wird somit aus dem Trichter gesiebt und anschließend spezifisch untersucht.

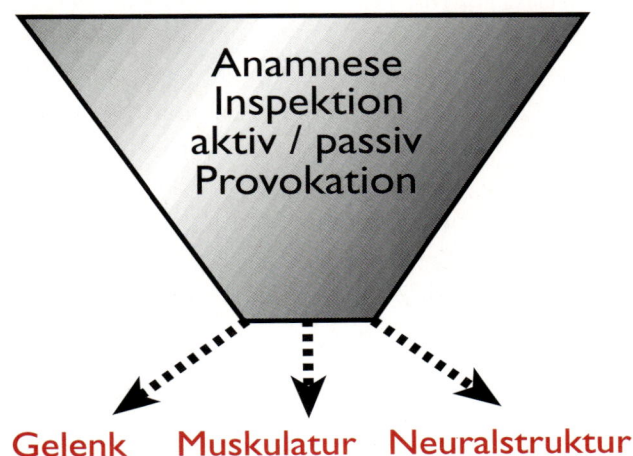

Orientierende Untersuchung

Anamnese
Inspektion
aktiv / passiv
Provokation

Gelenk   Muskulatur   Neuralstruktur

2.4.2 Differenzierende (spezifische) Untersuchung

Die im Rahmen der orientierenden Untersuchung herausgefilterten Strukturen werden nun spezifisch untersucht.

2.4.2.1 Spezifische Untersuchung des Gelenkes

Definition: Untersuchung eines einzelnen Gelenkes auf Schmerzhaftigkeit, Hyper- und Hypomobilität.

Segmentale anguläre Bewegungspalpation

Hierbei wird der ruhende Palpationsfinger des Therapeuten auf den Gelenkspalt der beiden artikulierenden Gelenkpartner gelegt. Durch anguläre Bewegungen des zu palpierenden Gelenkes erhält der Therapeut eine Aussage über den Bewegungsablauf bzw. das Bewegungsausmaß, sowie über das Verhältnis der sich zu bewegenden Gelenkpartner.

Gelenkspieltest

Das Gelenkspiel wird rechtwinklig (Traktion) oder parallel (Gleiten) zur Behandlungsebene getestet und bewertet. Dies geschieht in der aktuellen Untersuchungsstellung.

Segmentaler Provokationstest

Während bei der orientierenden Untersuchung generell die Provokationstestung einer ganzen Region erfolgt, werden nun einzelne Segmente oder Gelenke isoliert durch Provokationstests untersucht. Dies kann durch manuelle Druck- bzw. Zugerhöhung oder durch gezielte Einstellung bestimmter Bewegungskomponenten eines einzelnen Segmentes (Wirbelsäule) erfolgen.

2.4.2.2 Spezifische Untersuchung der Muskulatur

Definition: Untersuchung des einzelnen Muskels oder einer muskulären Funktionseinheit auf Länge, Schmerzhaftigkeit und Belastungsfähigkeit.

Ziel:
- Aussage über reflektorische Verkürzung,
- Aussage über strukturelle Verkürzung,
- Aussage über eine schmerzhafte strukturelle Veränderung,
- Aussage über die Belastungsfähigkeit.

Länge

Entsprechend der anatomischen Gegebenheiten werden Ursprung und Ansatz der Muskulatur maximal voneinander entfernt! Der Therapeut erhält eine Aussage über die Länge der Muskulatur und über eventuell auftretende Schmerzen.

Kraft - Kraftausdauer - Ausdauer

Die Untersuchung der Muskulatur auf Kraft, Kraftausdauer und Ausdauer erfolgt nach den Prinzipien der Trainingslehre. Entscheidend hierfür ist, welchen Belastungsformen der Patient im täglichen Leben schwerpunktmäßig ausgesetzt ist.

Schmerzhaftigkeit

Schmerzhafte Muskulatur kann durch eine Anspannung gegen Widerstand oder durch eine Druckpalpation provoziert bzw. spezifisch untersucht werden. Ist im Rahmen der orientierenden Untersuchung bei einem bestimmten Bewegungsablauf die Muskulatur als betroffene Struktur erkannt worden, stellt sich die Frage, ob ein oder mehrere Muskeln die Beschwerden des Patienten verursachen.

Durch genaues Einstellen und Hinzunahme der Nebenfunktionen sowie das Ausschalten einzelner Muskeln durch Antagonistentätigkeit, besteht die Möglichkeit, einzelne Muskeln einer Kette relativ isoliert zu aktivieren bzw. zu provozieren.

Die Intensität des Schmerzes bei der Anspannung des jeweiligen Muskels gibt eine Information darüber, ob es sich um den betroffenen Muskel handelt. Dieser wird dann im kompletten Verlauf (Ursprung, Ansatz, Muskelbauch etc.) auf Konsistenz und Schmerzhaftigkeit palpiert. Auch hier besteht die Möglichkeit, einen Druck auf die am meisten betroffene Struktur auszuüben und sie so herauszufinden.

> **Merke:**
> **Bei der Palpation der Muskulatur auf Konsistenzveränderungen muss der Therapeut den Zustand des Gewebes interpretieren.**
>
> **Bei der Provokation der Muskulatur durch Druck ist der Patient gefordert, den Schmerz zu interpretieren.**

2.4.2.3 Untersuchung neurologischer Strukturen

Die spezifische Untersuchung der neurologischen Strukturen ist Bestand der Weiterbildung in der Manuellen Therapie und wird somit in diesem Rahmen nicht abgehandelt. Das Erkennen einer radikulären Problematik erfolgt durch den Nervenwurzelkompressionstest.

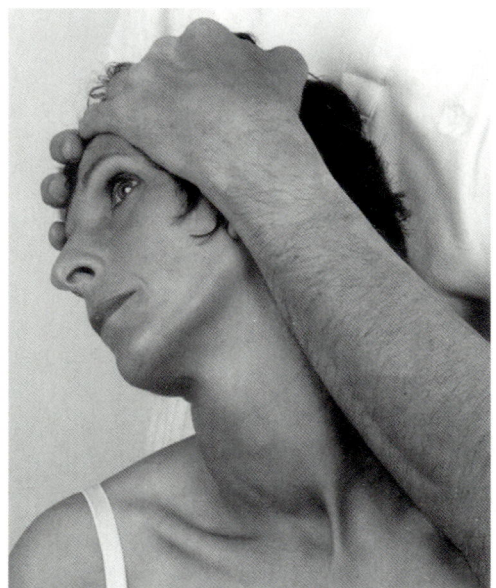

Nervenwurzelkompressionstest (HWS)

2.4.3 Spezifische Tests zum Ausschluss manualtherapeutischer Behandlungstechniken

2.4.3.1 Stabilitätstest Lig. transversum
2.4.3.2 Test auf Durchlässigkeit der Arteria vertebralis

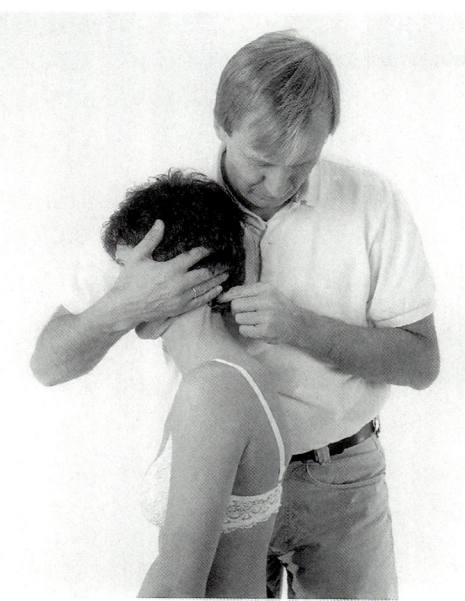

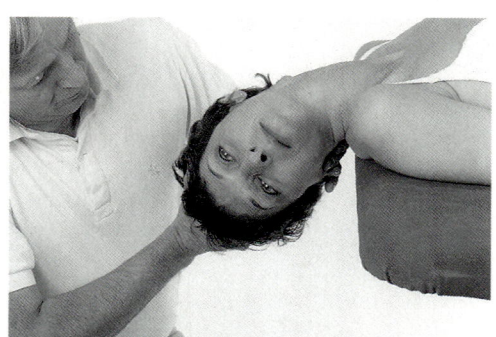

Stabilitätstest (Ligamentum transversum)

Test der Durchlässigkeit (Arteria vertebralis)

Die im Umlauf befindlichen Varianten der Dokumentation im Bereich der Physiotherapie sind sehr unterschiedlich. Nicht nur dass in den einzelnen Fachbereichen bzw. Wirkorten unterschiedliche Dokumentationsschemata und Nomenklaturen benutzt werden, selbst bezogen auf das Bewegungssystem ist hier eine möglichst einheitliche Vorgehensweise nicht zu erkennen. Die Arbeitsgemeinschaft Manuelle Therapie hat ein Dokumentationsschema entwickelt, welches schwerpunktmäßig für Erkrankungen am Bewegungssystem ausgelegt ist, aber auch mit einigen Ergänzungen für spezifische Untersuchungsverfahren für andere Systeme anwendbar ist.

Dieser Befundbogen ist Bestand der Weiterbildung in Manueller Therapie und hat sich in vielen Physiotherapiepraxen bewährt. An einigen Physiotherapieschulen wird er leicht modifiziert für den gesamten Bereich der Physiotherapie benutzt. Mit standardisierten Abkürzungen, Bodycharts (Körperschema-Zeichnungen) etc. ist es möglich, diesen Befundbogen in der heutzutage zur Verfügung stehenden Zeit realistisch umzusetzen. Um die Vorgehensweise mit dem Befundbogen etwas zu erleichtern werden:

-Symbole zur Dokumentation,
-ein Untersuchungsbogen,
-ein Untersuchungsbogen mit Untersuchungskriterien

im Folgenden dargestellt.

3.1

Symbole

ϟ	Schmerz
!	Schmerz
+	vermehrt, heraufgesetzt
-	vermindert, herabgesetzt
↑	vermehrt, heraufgesetzt
↓	vermindert, herabgesetzt
<->	normal, Normalbereich
∅	keine, ohne
->	daraus folgt
✓	in Ordnung, erledigt (siehe Seite 56)
#	Fraktur
♀	weiblich
♂	männlich
⊥	Röntgenaufnahme in zwei Ebenen

Weitere Abkürzungen sind Kapitel 6 aufgelistet.

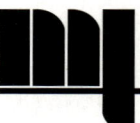

Dokumentation der Physiotherapeutischen Untersuchung und Behandlung

Name: Datum:

geb.:   Therapeut:
Beruf: Arzt/Station:
derzeitige Tätigkeit: Aufenthalt von/bis:

Diagnose: Ist eine AHB geplant?

Formulierung des Problems:

1.) Anamnese: **a) Symptomverhalten:**

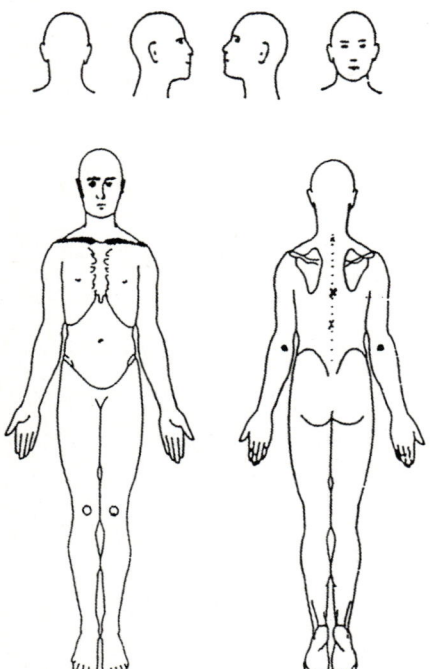

VAS-Skala

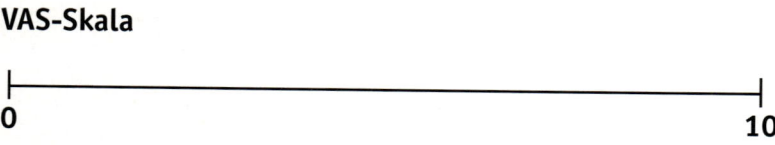

0   10

b) Bisherige Therapie und Resultat; evtl. ärztliche Diagnostik:

c) weitere Diagnosen/Risikofaktoren/Medikation/Soziale Anamnese:

d) Einschätzung von Verhaltens- und Erlebensmerkmalen:

2. Inspektion:

3. Funktionsuntersuchung:
Allgemeine und spezielle Untersuchung *(fach- bzw. systemspezifisch):*

4. Formulierung des Problems, Behandlungsziel, Prognose:

5.   a) Therapieplanung:

Behandlungsziele:	Maßnahmen:

b) Ergebnisse der Probebehandlung:

6. Verlaufsprotokoll/Ergebnis der weiteren Behandlungen:

Beh.	Datum	Therapeut	Behandlung	Ergebnis
2				
3				
4				
5				
6				
7				
8				
9				
10				
11				
12				
13				
14				
15				
16				

Beh.	Datum	Therapeut	Behandlung	Ergebnis
17				
18				
19				
20				

7. Zwischenbefund:

8. Abschlussbefund:

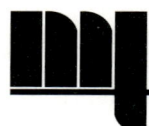

Dokumentation der Physiotherapeutischen Untersuchung und Behandlung

Name: Datum:

geb.:   Therapeut:
Beruf: Arzt/Station:
derzeitige Tätigkeit: Aufenthalt von/bis:

Diagnose: Ist eine AHB geplant?

Formulierung des Problems: *schmerzhafte Facette L 4 re., Hypomobilität L 4 re.*
(die problemverursachende Struktur benennen ->
Untersuchungsergebnis)

1.) Anamnese: **a) Symptomverhalten/Vorgeschichte:**

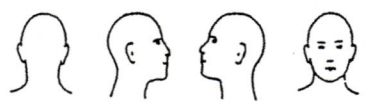

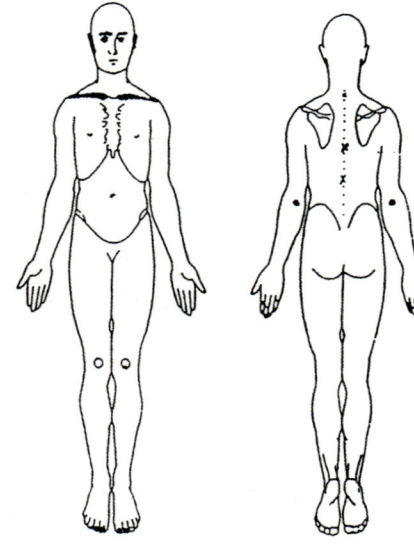

Patient befragen und Beschwerdebereich in „Bodychart"

einzeichnen -> Schmerzregion 1 Hauptproblem 2, 3 Nebenprobleme

- *Lokalisation der Probleme genauer beschreiben*

   (punktuell, mit Finger drauf zeigen lassen)

- *besteht ein Zusammenhang zwischen den Schmerzregionen*

- *Hauptproblem beschreiben lassen*

   - *Schmerzqualität (einschießend, dumpf, stechend u.s.w.)*

   - *‚O' für oberflächlichen, ‚T' für tieferen Schmerz*

   - *‚K' = konstant, ‚KV' = konstant-, variabel in Intensität,*

   ‚I' = intermittierend, nicht immer vorhanden

- *welche Belastung/Bewegung/Haltung verstärkt den Schmerz?*

- *welche Entlastung/Bewegung/Haltung reduziert den Schmerz?*

- *jeweils in Schmerzskala VAS eintragen*

- *24-Std.-Schmerzanalyse nachts, morgens, ...*

- *evtl. Beschreibung der anderen Schmerzregion*

- *evtl. beschwerdefreie Bereiche mit ✓ kennzeichnen*

VAS-Skala

```
|————————————————————————————————|
0                                10
```
kein Schmerz   *nicht mehr zu tolerierender Schmerz*

b) Bisherige Therapie und Resultat; evtl. ärztliche Diagnostik:

-Art, Dauer und Resultat der bisher angewandten Therapie

(Art, PT, Masseur usw.) > Rö/CT/MRI/MNR

nur mit Relevanz bezüglich der Problematik des Patienten

c) weitere Diagnosen/Risikofaktoren/Medikation/Soziale Anamnese:

- kurzgefasste Angaben mit Relevanz zur Problematik des Patienten

AZ/EZ, soziale Anamnese,

- Medikation (therapierelevant): Aspirin, Marcumar, Cortison, ...,

- Risikofaktoren, z.B. Osteoporose, Rheuma, Diabetes, Ca, ...

d) Einschätzung von Verhaltens- und Erlebensmerkmalen:

- Motivation zur Therapie,

- Kooperationsbereitschaft,

- Kommunikationsbereitschaft,

- Bewusstseinslage,

- subjektive Befindlichkeit.

2. Inspektion:

- Haltungsbefund von dorsal, ventral, lateral mit Bezug zur Problematik des Patienten,

- Durchführung im Stand, im Sitz oder im Liegen, abhängig von der Ausgangsposition, in
  der der Patient hauptsächlich seine Probleme hat

- evtl. Ganganalyse

- Beschreibung der Abweichungen

-	leicht	+
- -	deutlich	+ +
- - -	massiv	+ + +.

3. Funktionsuntersuchung:
Allgemeine und spezielle Untersuchung *(fach- bzw. systemspezifisch)*:

a)   orientierende Untersuchung:

- aktiv -> Motivation, Bewegungsausmaß, Ausweichbewegung etc.,

- passiv -> geht die Bewegung weiter als aktiv, Schmerzverhalten,

- Endgefühl -> Qualität, leer-weich-fest-hart,

- allgem. Provokation -> werden die Probleme des Pat. reproduziert,

- festlegen, welche Region und welche Struktur betroffen ist,

- Sicherheitstests!

z.B. Durchlässigkeit Arteria vertebralis -> negativ oder Instabilitätstest Lig. transversum.

b)   spezifische Untersuchung, z.B. Beweglichkeit, Schmerzhaftigkeit

- Gelenk: - Bewegungspalpation   ->   z.B. Schulterabd.

Humerus n. caudal - -

keine Unabhängigkeit

- Gelenkspiel > Quantität u. Qualität beschreiben

z.B. Caudalgleiten Glenohumeralgelenk - -, fest

- spezifische Provokation -> ein Gelenk, Segment

verstärken sich evtl. die Probleme des Pat.

- Muskulatur: -Länge, Schmerzhaftigkeit, Kraft/Kraftausdauer

-> welche Bewegung, welche einzelnen Muskeln,

welcher Anteil des Muskels ist gestört,

- Palpation   -> Konsistenzveränderung

z.B. hart, fest, Quellung

-> Druckpalpation

z.B. Druckschmerzen, Ursprung,

Ansatz ... evtl. mit Schmerzskala.

4. Formulierung des Problems, Behandlungsziel, Prognose:

problemverursachende Struktur(en)/Region(en) benennen

realistisches Behandlungsziel benennen

Beispiele: *z.B.:*   *Region 1:*   *Verbesserung des Bewegungsausmaßes und Herabsetzung der Schmerz-haftigkeit sowie Heraufsetzen der Belastungsfähigkeit der betroffenen Struktur. Prognose: ca. 10-18 Behandlungen.*

               Region 2:   *Heraufsetzen der Belastungsfähigkeit der betroffenen Struktur im Kraft-ausdauerbereich und Haltungsschulung; ca. 20 Behandlungen.*

5.   a) Therapieplanung:

Auflistung von Zielsetzungen und Maßnahmen der Therapie jetzt und im Verlauf

Beispiele:

Behandlungsziele:	Maßnahmen:
Verbesserung der Beweglichkeit Glenohumeralgelenk	Mobilisation Caudalgleiten und Traktion
Schmerzlinderung M. Supraspinatus	Querfriktionen am Ansatz funktionelle Weichteiltechnik, Muskelbauch
Steigerung der Belastungsfähigkeit der Außenrotatoren	Training am Zugapparat unter Ausschaltung M. deltoideus in mittlerer Bewegungsbahn

b) Ergebnisse der Probebehandlung:

6. Verlaufsprotokoll/Ergebnis der weiteren Behandlungen:

Beispiele:

Beh.	Datum	Therapeut	Behandlung	Ergebnis
2	15.12.	A.R.	*Caudalgleiten + Traktion Glenohumeralgelenk*	*Verbesserung der ABD. um 15°*
3	16.12.	A.R.	*s.o., Querfriktion Ansatz Supraspinatus*	*Verbesserung um 10°, Schmerzskala von 8 auf 6*
4	17.12.	A.R.	*weiter Mob. Glenohumeral WTT M. Supraspinatus*	*Verbesserung um 5° Schmerzskala 5*
5	18.12.	A.R.	*Mob., Beginn Belastungssteigerung der Außenrotatoren*	*Verbesserung der ABD., Restdefizit 10°, Einzelzug 6kg, 15 Wdh., 2 Serien*
6				
7				
8				
9				
10				
11				
12				
13				
14				
15				
16				

Beh.	Datum	Therapeut	Behandlung	Ergebnis
17				
18				
19				
20				

7. Zwischenbefund:

-deutliche Parameter erneut testen und interpretieren.

8. Abschlussbefund:

-(1. Ziele/Maßnahmen; 2. funktioneller Befund/funktionelle Beurteilung; 3. Ausblick),

deutliche Parameter erneut testen, vergleichen und interpretieren:
-z.B. Schmerzskala, Gelenkbeweglichkeit, Belastungsfähigkeit und andere funktionelle Testverfahren,

-weitere notwendige Maßnahmen darstellen:
z.B. weitere PT-Einzeltherapie notwendig oder Rückenschule als Verhaltenstraining empfehlenswert oder zur Sekundärprävention 1x wöchentlich MTT.

4 Methodik bei der Behandlung

Das folgende Kapitel beschäftigt sich mit den Maßnahmen zur Behandlung des Gelenkes und der Muskulatur.

Aus didaktischen Gründen ist der Unterricht in Manueller Therapie und dadurch auch dieses Skript so aufgebaut, dass immer jeweils eine Struktur bzw. eine Funktionsstörung zu Grunde gelegt wird. In der Praxis kommt es jedoch häufig zu Überschneidungen der einzelnen Funktionsstörungen. In diesen Fällen muss der Therapeut im Behandlungsplan entsprechende Prioritäten setzen.

4.1 Maßnahmen zur Behandlung von Gelenkstörungen

4.1.1 Schmerzlindernde Traktion

Ziel:
Schmerzlinderung und Verbesserung der allgemeinen Situation der intraartikulären und extraartikulären Strukturen.

Durchführung:
Die schmerzlindernde Traktion wird intermittierend mit geringer Intensität durchgeführt. Als Ausgangsstellung für das Gelenk empfiehlt sich die Ruhestellung, da Kapsel- und Bandstrukturen am meisten entspannt sind und somit der therapeutische Einfluss auf das Gelenk am größten ist. Sollte der Patient die Ruhestellung nicht mehr einnehmen können, muss die Behandlung in der aktuellen Ruhestellung durchgeführt werden.

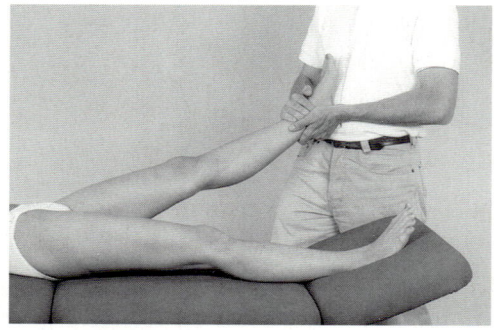

Beispiel: schmerzlindernde Traktion (Hüftgelenk)

Mobilisierende Traktion

Ziel:
Mobilisation

Durchführung:
Die mobilisierende Traktion wird je nach Strukturveränderung mit größerer Intensität und länger anhaltend durchgeführt. Die Ausgangsposition des Gelenkes ist die aktuelle Untersuchungs- bzw. Behandlungsstellung.

Die Dauer und Intensität der Mobilisation ist individuell einerseits vom Patienten und andererseits von der Art der Störung abhängig. Im Allgemeinen spürt man nach einer gewissen Zeit ein Nachlassen der Spannung des Gewebes.

Sollte ein mobilisierender Effekt stattgefunden haben, kann das Gelenk angulär aktuell neu eingestellt und der Mobilisationsvorgang wiederholt werden.

Translatorisches Gleiten

Ziel:
Mobilisation

Durchführung:
Die translatorische Gleitmobilisation erfolgt in die in der Untersuchung festgestellte eingeschränkte Bewegungsrichtung des Gelenkes. Da es sich um eine translatorische Gleitmobilisation handelt, muss eine gleichförmige Gleitbewegung parallel zur Behandlungsebene stattfinden.
Die Ausgangsstellung des Gelenkes ist die aktuelle Untersuchungs- bzw. Behandlungsstellung. Die Dosierung ist ähnlich wie bei der mobilisierenden Traktion.

Neben der translatorischen Gleitmobilisation kann das Gelenk auch angulär mobilisiert werden. Das anguläre Gleiten steht hierbei im Vordergrund, obwohl die Gleitmobilisation der normalen Bewegung des Gelenkes entspricht. Als Beispiel hierfür wäre das Rotationsgleiten im Schulter- oder im Hüftgelenk zu nennen.

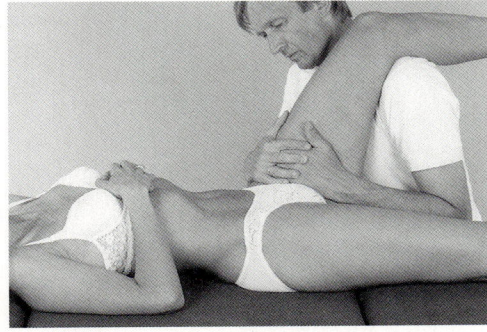

Beispiel: mobilisierende Traktion (Hüftgelenk)

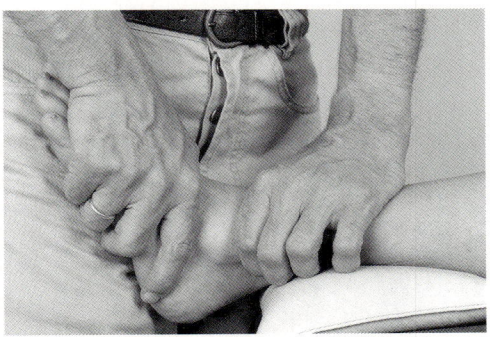

Beispiel: Gleitmobilisation (oberes Sprunggelenk)

4.1.4 Stabilisation

Die Stabilisation von instabilen Gelenken erfolgt nach den Prinzipien des Medizinischen Funktionstrainings bzw. der Medizinischen Trainingstherapie. Stabilisierende Maßnahmen können an einzelnen Muskeln bzw. monosegmental durchgeführt werden, aber auch an synergistisch arbeitenden Muskelgruppen bzw. an größeren Wirbelsäulenabschnitten trainiert werden. Die Steigerung der Kokontraktion von Agonisten und Antagonisten kann ebenso zur Stabilisation beitragen wie die Verwendung funktioneller Bewegungsabläufe.

Entscheidend für die Wahl der stabilisierenden Maßnahmen ist das Untersuchungsergebnis mit dem zu dem betroffenen Gelenk gehörenden Muskelstatus. Die Kenntnisse der stabilisierenden Funktionen der jeweiligen Muskeln müssen vorausgesetzt werden.

4.2 Maßnahmen zur Behandlung der Muskulatur

Die Behandlung der Muskulatur wird eingeteilt in

-Weichteiltechniken und
-Muskelfunktionstraining (MFT/MTT).

4.2.1 Weichteiltechniken (WTT)

Definition:
Techniken, die passiv über vermehrten Druck oder Zug die Weichteile beeinflussen.

Ziel der Weichteiltechniken allgemein sind:
- Schmerzlinderung,
- Veränderung der Flexibilität bzw. Länge,
- Durchblutungsförderung

Die einzelnen Techniken variieren etwas bezüglich der Durchführung und der Zielvorstellung. Die Wichtigsten sollen hier dargestellt werden.

4.2.1.1 Querfriktionen (QF)

Durchführung:
Bei den Querfriktionen handelt es sich um intermittierend durchgeführte Zug- oder Druckreize auf schmerzhafte Muskeln.

Ziel:
- Schmerzlinderung,
- Konsistenzveränderung,
- Durchblutungsförderung.

Funktionelle Weichteilbehandlung 4.2.1.2

Durchführung:
Unter Einbeziehung der Funktionen des Muskels erfolgt über anguläre Bewegung ein Druck oder Zug quer zum Faserverlauf.

Ziel:
- Schmerzlinderung
- Konsistenzbeeinflussung
- Durchblutungsförderung
- Stimulation des betroffenen Muskels

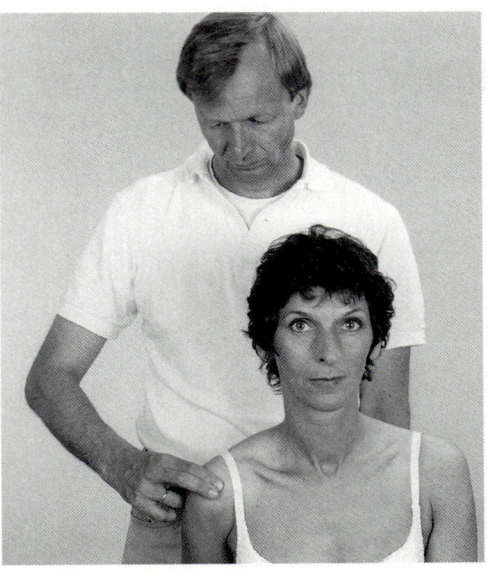

Beispiel: Querfriktion (Ansatz M. supraspinatus)

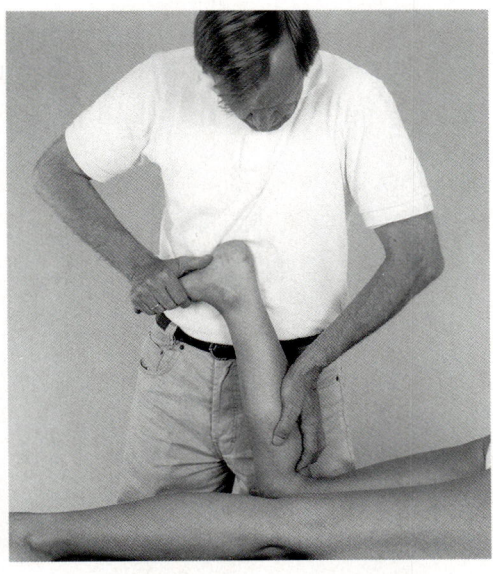

Beispiel: funktionelle Weichteilbehandlung (M. trizeps surae)

4.2.1.3 Längsdehnung

Durchführung:
Anhaltender Dehnreiz auf strukturell verkürzte Muskulatur durch maximale Entfernung von Ursprung und Ansatz des Muskels.

Ziel:
Längengewinn.

> **Praktischer Hinweis:**
> **Die maximale Entfernung von Ursprung und Ansatz erfolgt meistens durch eine anguläre Bewegung entgegen der Funktion des zu dehnenden Muskels.**

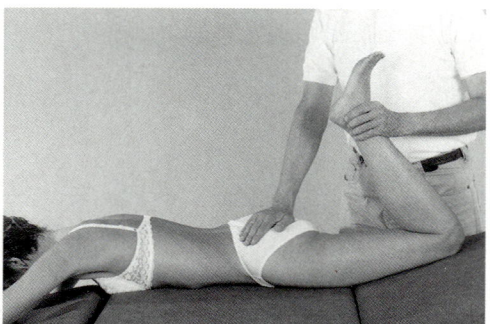

Beispiel: Längsdehnung (M. rectus femoris)

4.2.1.4 Querdehnung

Durchführung:
Anhaltender Dehnreiz auf strukturell verkürzte Muskulatur durch manuellen Reiz quer zum Faserverlauf des Muskelbauches. Der zu dehnende Muskel wird vorher angular in eine vorgedehnte Stellung des Muskels eingestellt.

Ziel:
- Längengewinn,
- Konsistenzbeeinflussung.

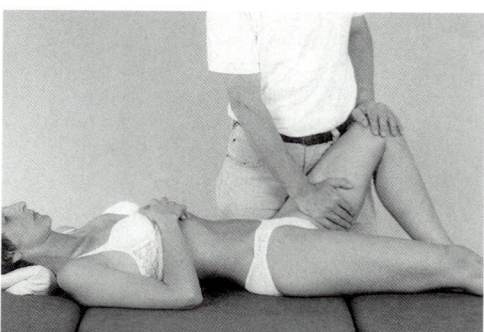

Beispiel: Querdehnung (M. adduktor longus)

> **Praktischer Hinweis: Längs- und Querdehnungen können auch kombiniert durchgeführt werden.**

Nach Festlegung der einzelnen Ziele und den entsprechenden Maßnahmen und Techniken stellt sich die Frage nach der methodischen Vorgehensweise, wenn mehrere Funktionsstörungen vorliegen bzw. wenn mehrere Strukturen betroffen sind.

Aber auch wenn jeder Patient individuell betrachtet werden muss, können für die Behandlungsplanung einige Grundregeln festgelegt werden.

> **Probebehandlung: Bei der Probebehandlung sollten nur die Befunde behandelt werden, die die meisten Beschwerden verursachen.**

> **Bei einer Bewegungseinschränkung und Schmerzen steht der Schmerz im Vordergrund der Behandlung.**

> **Bei Bewegungseinschränkungen, die artikulär und muskulär begründet sind, erfolgt die Mobilisation des Gelenkes vor der Dehnung der Muskulatur.**

> **Soll bei einem schmerzhaft verkürzten Muskel die Belastungsfähigkeit heraufgesetzt werden, stehen die schmerzlindernden Maßnahmen und die Dehnung der Muskulatur im Vordergrund. Anschließend erfolgt die Steigerung der Belastungsfähigkeit.**

> **Merke: Schmerzbehandlung vor Bewegungsverbesserung und vor Belastungssteigerung.**

5 Praxis der methodischen Vorgehensweise der Untersuchung und Behandlung der Extremitätengelenke und der Wirbelsäule

In diesem Abschnitt sind die im Curriculum für Manuelle Therapie aufgeführten Techniken dargestellt und kurz beschrieben. Darüber hinaus ist die Auswahl der Techniken so weit ergänzt, dass Funktionsstörungen an den Extremitätengelenken ausreichend untersucht und behandelt werden können. Die im Curriculum dargestellten Wirbelsäulentechniken dienen lediglich zur Schulung der Fingerfertigkeit und der Wahrnehmung des Therapeuten, reichen aber auf keinen Fall für komplette Untersuchungsgänge an der Wirbelsäule.

Entsprechend dem Schwerpunkt bzw. der Vorgehensweise im Unterricht für Manuelle Therapie an den jeweiligen Schulen kann die Reihenfolge der einzelnen Gelenke beliebig geändert werden.

5.1 Untersuchung und Behandlung des Schultergelenkes und des Schultergürtels

**Glenohumeralgelenk
Schultergürtelgelenke**

Eingeschränkte und/oder
schmerzhafte Beweglichkeit
der Schulter

Inspektion
Aktive Bewegung

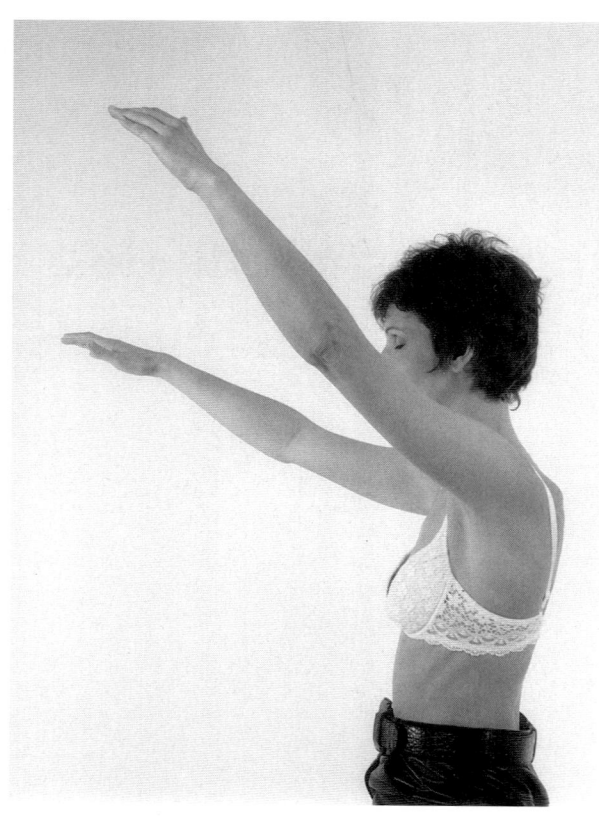
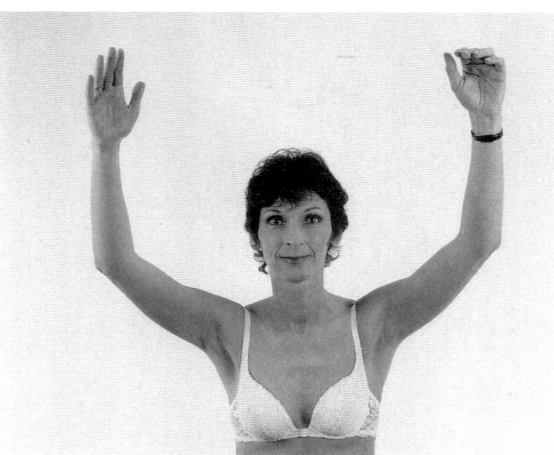

Notizen

**Inspektion
Aktive Bewegung
des Schultergürtels**

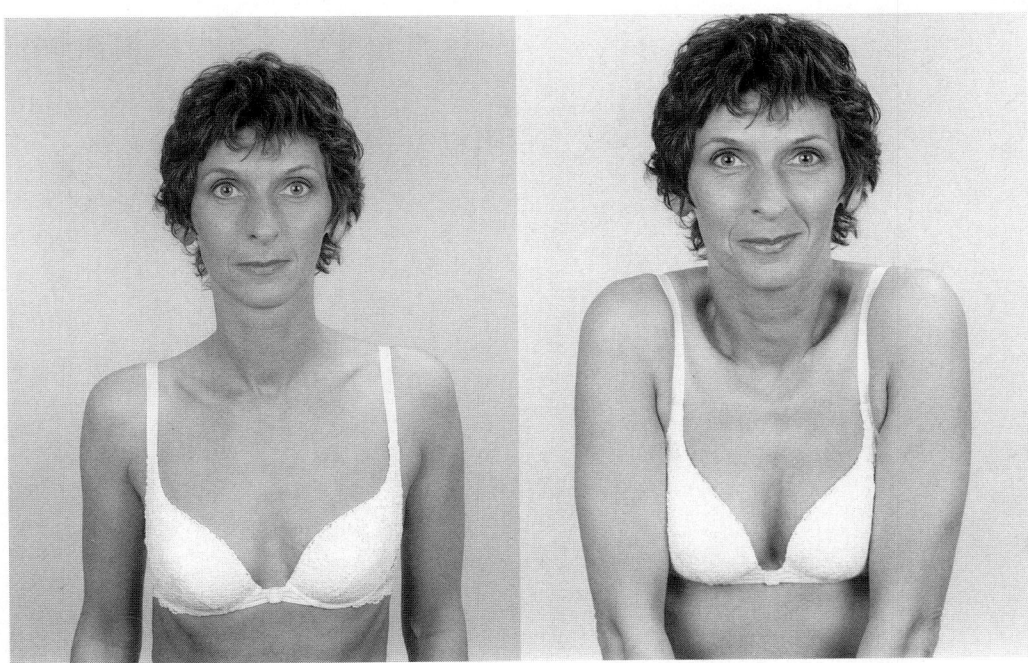

Notizen

Glenohumeralgelenk

Passive Bewegung
Schmerzprovokation

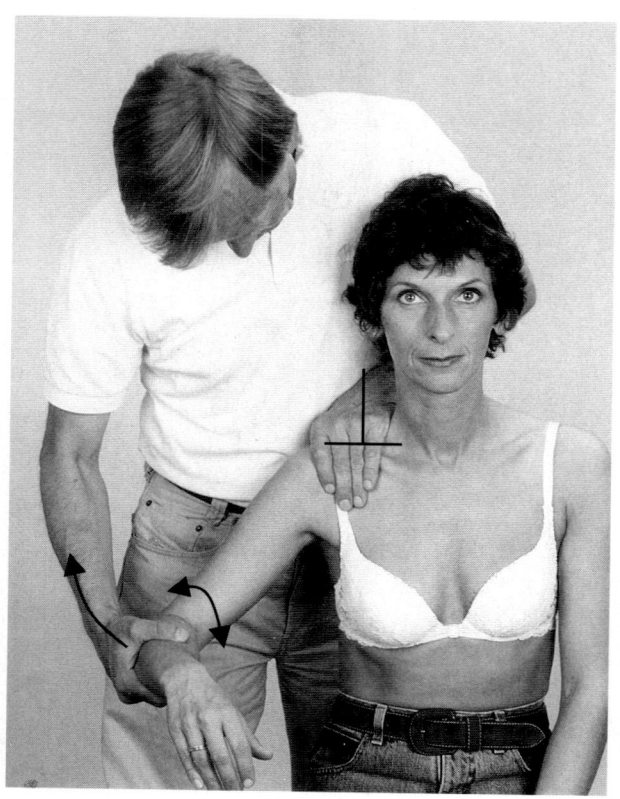 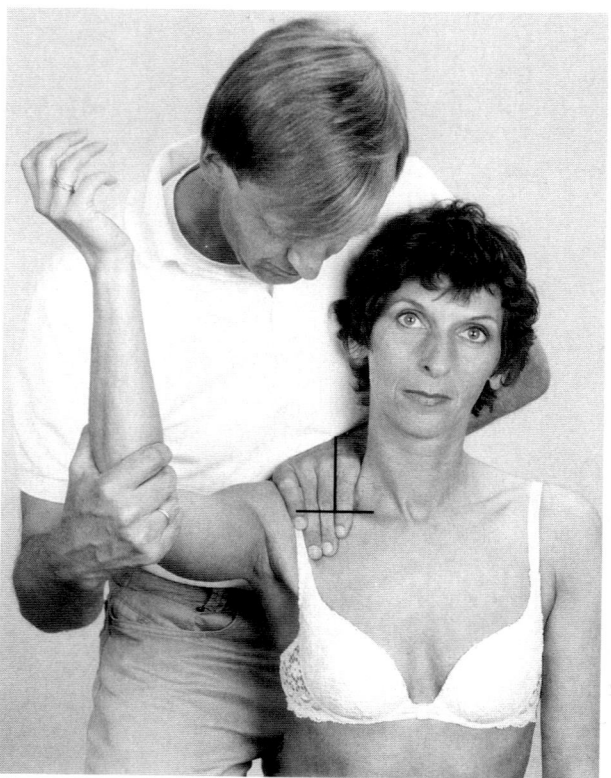

Mit der einen Hand fixiert der **T** den Schultergürtel des **P,** um eine Mitbewegung zu vermeiden, während er mit der anderen Hand verschiedene Bewegungen (Außenrotation, Innenrotation, Abduktion oder Flexion) endgradig im Schultergelenk durchführt.

Notizen

Palpationskreis Schulter:
1) Tuberculum minus
2) Sulcus intertubercularis
3) Tuberculum majus
4) (Fornix humeri) / Subacromialer Spact
5) Tuberositas deltidea

Glenohumeralgelenk

1.

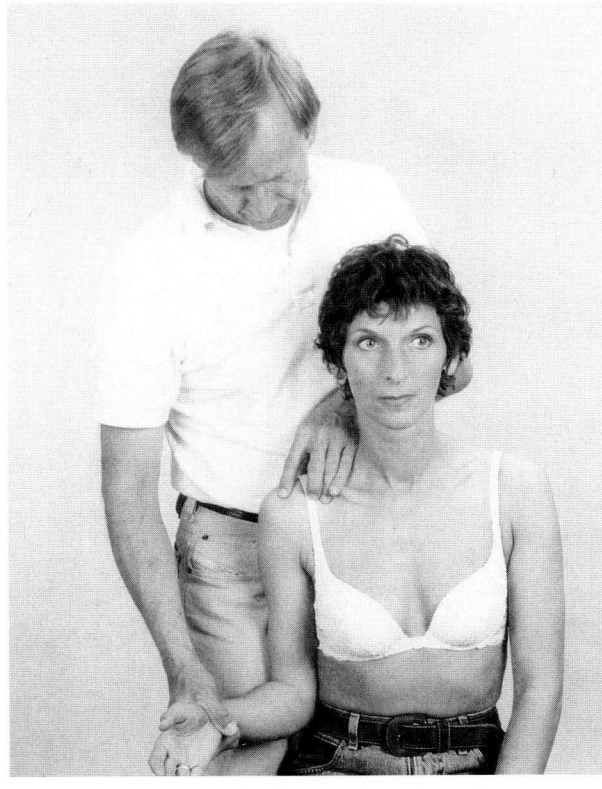

2.

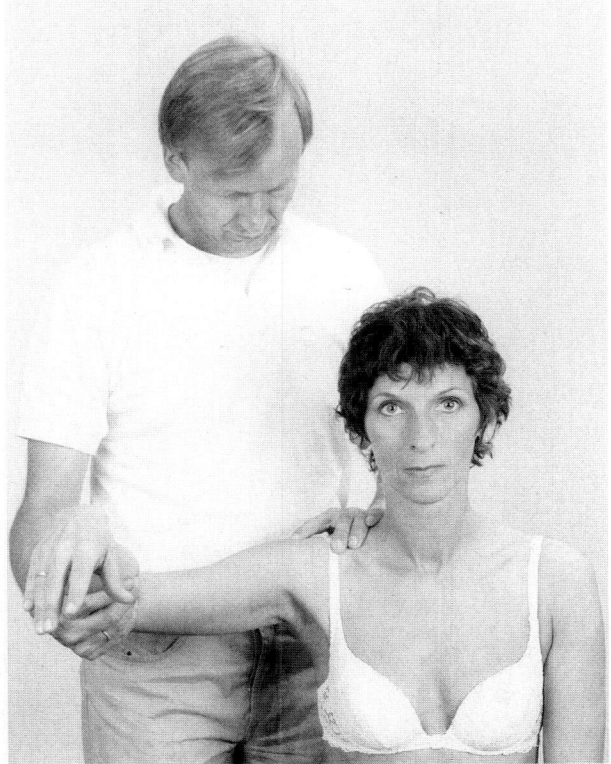

1. Die eine Hand des **T** führt den Arm des **P** in die Außenrotation, die Palpationshand liegt im subacromialen Raum. Die Bewegung in die Außenrotation wird langsam durchgeführt.
2. Der **T** führt den Arm des **P** in die Abduktion und Außenrotation, während er im subacromialen Raum die Bewegungen der Gelenkpartner palpiert.

Notizen

_____

_____

_____

_____

_____

_____

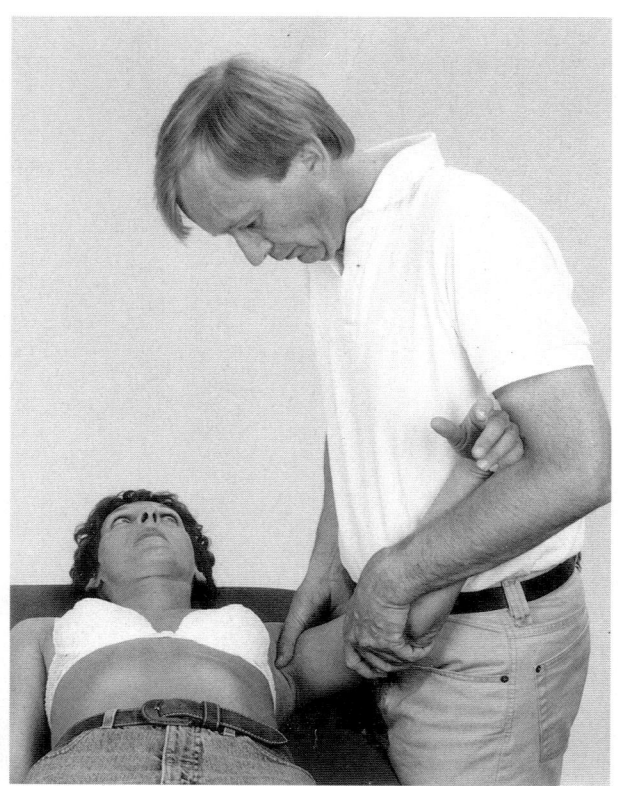 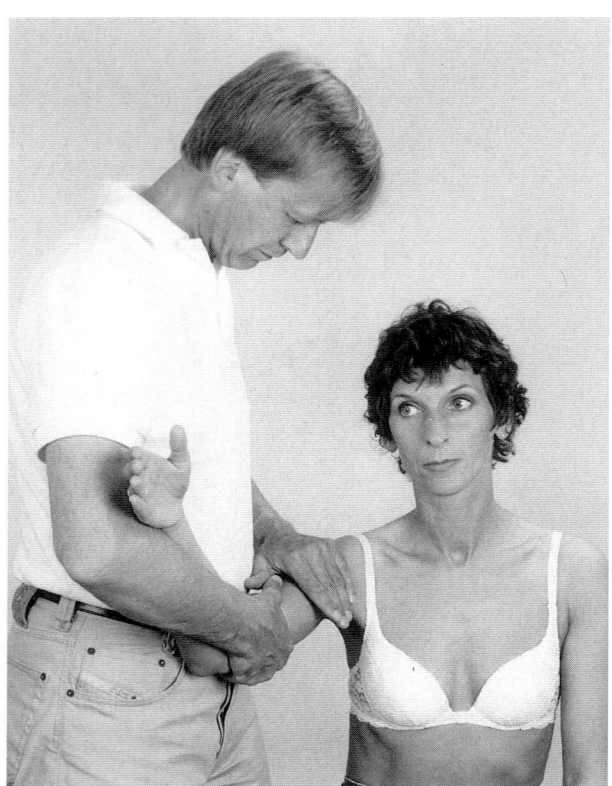

Der **T** führt mit der einen Hand den Arm des **P** in die aktuelle Untersuchungs- und Behandlungsstellung. Die gelenkspaltnahe Hand testet das Gelenkspiel in alle Richtungen. Der Test kann auch im Sitzen durchgeführt werden.

Notizen

_____

_____

_____

_____

_____

_____

_____

Glenohumeralgelenk

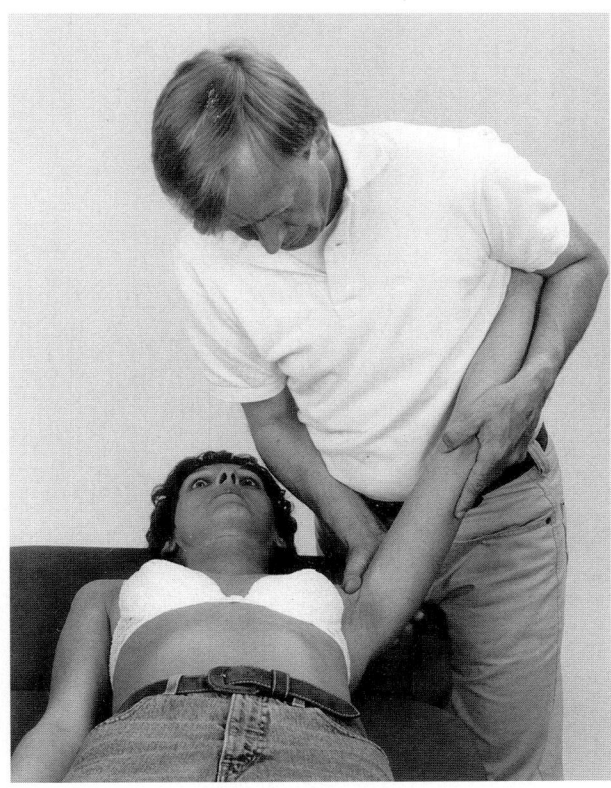
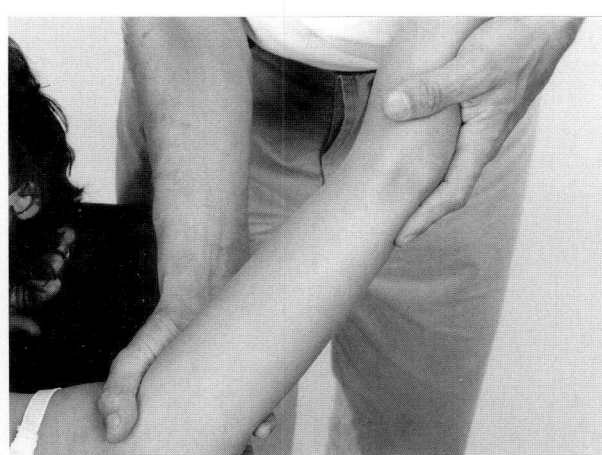

Der **T** bringt den Arm des **P** in die aktuelle Untersuchungs- oder Behandlungsstellung (Flexion, Abduktion und Außenrotation) und fixiert ihn zwischen der Hand des **T**, dem Unterarm und dem Oberkörper. Die patientennahe Hand liegt so gelenkspaltnah wie möglich am Humeruskopf und führt die Gleitbewegung nach caudal ventral durch.

Notizen

_____

_____

_____

_____

_____

_____

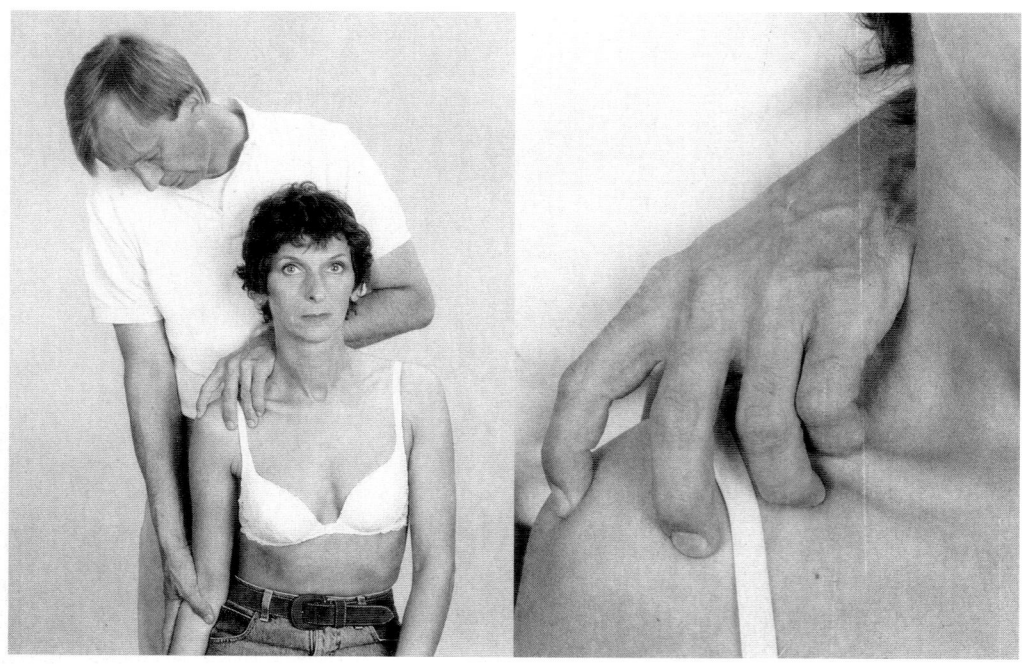

Am herunterhängenden Arm des **P** wird ein Zug in Verlängerung des Oberarmes ausgeübt. Durch diesen Zug wird eine Rinne unterhalb des Acromions provoziert – das Sulcuszeichen. Der untere Apprehension-Test kann auch im Liegen durchgeführt werden. Hierbei wird der Arm des **P** in 90 ° Abduktion gehalten. Dann führt der Untersucher mit der anderen Hand von cranial einen Druck auf den Oberarmkopf durch.

Notizen

_____

_____

_____

_____

_____

_____

M. teres major

für wenig Bew.   *für mehr Bew.*

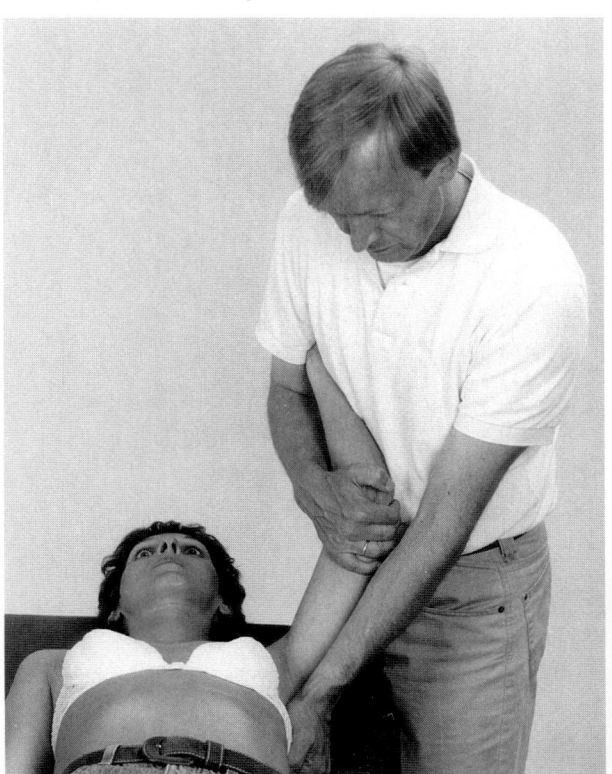 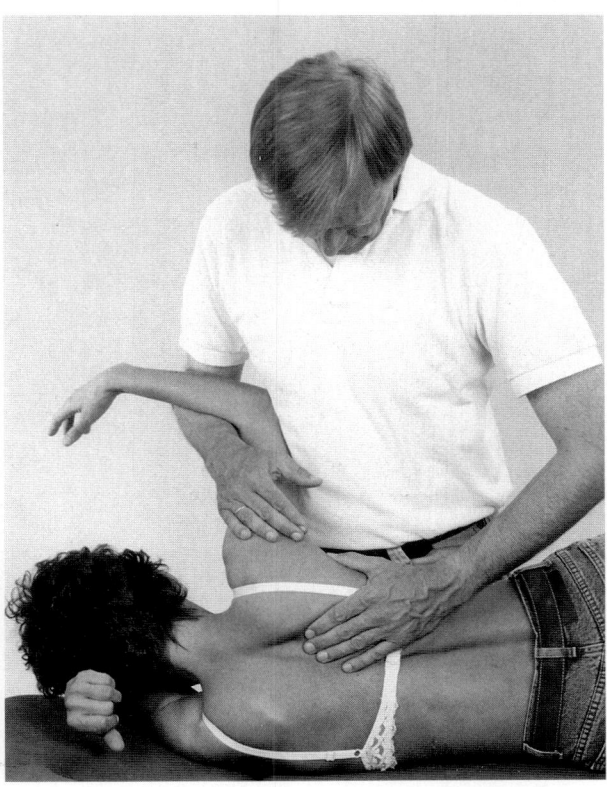

Mit der einen Hand fixiert der **T** das Schulterblatt des **P** am lateralen Rand, um die Mitbewegung während der Bewegung des Armes zu vermeiden. Die andere Hand führt den Arm des **P** in eine Flexion, Abduktion und Außenrotation.
Die Dehnung kann auch bei fixiertem Arm über die Adduktion des Schulterblattes zur WS in SL durchgeführt werden.

Notizen

Arm unter 90° Flex einstellen, sonst Ø Bew mehr möglich, da ACG u. SGC bremsen

Eingeschränkte und/oder schmerzhafte Beweglichkeit im Schultergürtel

Inspektion
Aktive Bewegung

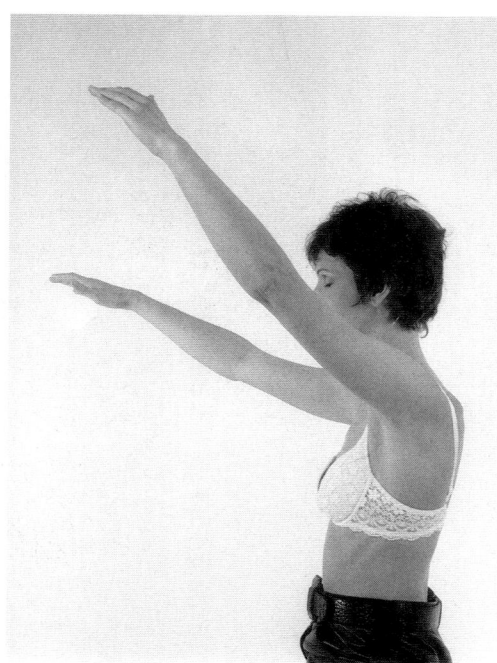
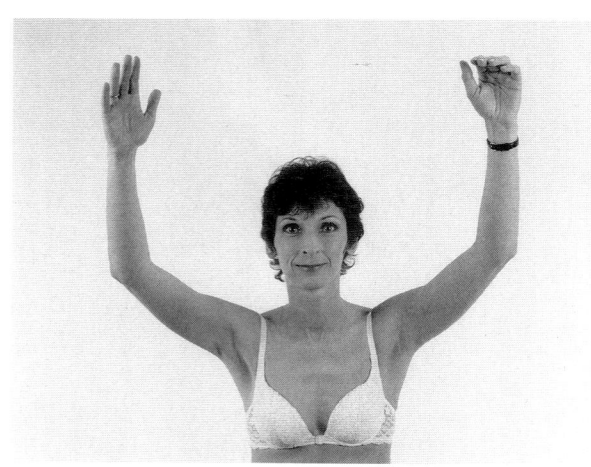

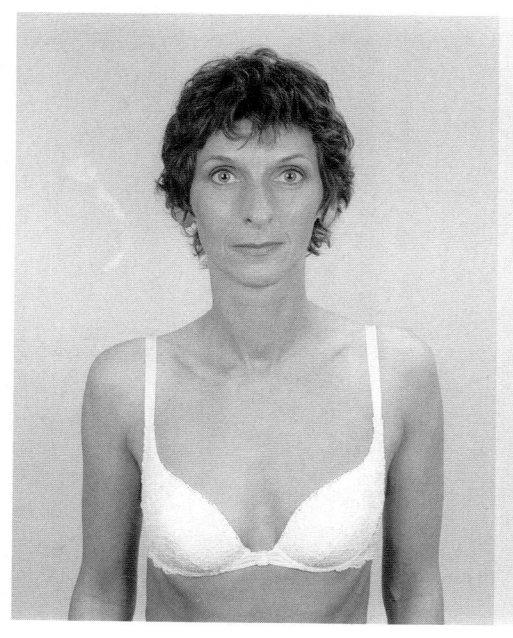
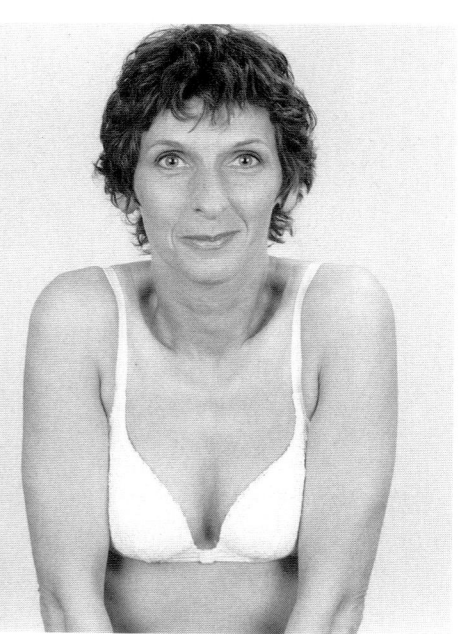

Notizen

Palpationskreis

1) SCG

2) ACG

3) Trapez / levator scapulae

4) Coracoid   Coracoclaviculare   Coraco acromiale

(5) 1. Rippe)

biceps caput breve   pectoralis minor

coracobrachialis

Sternoclaviculargelenk

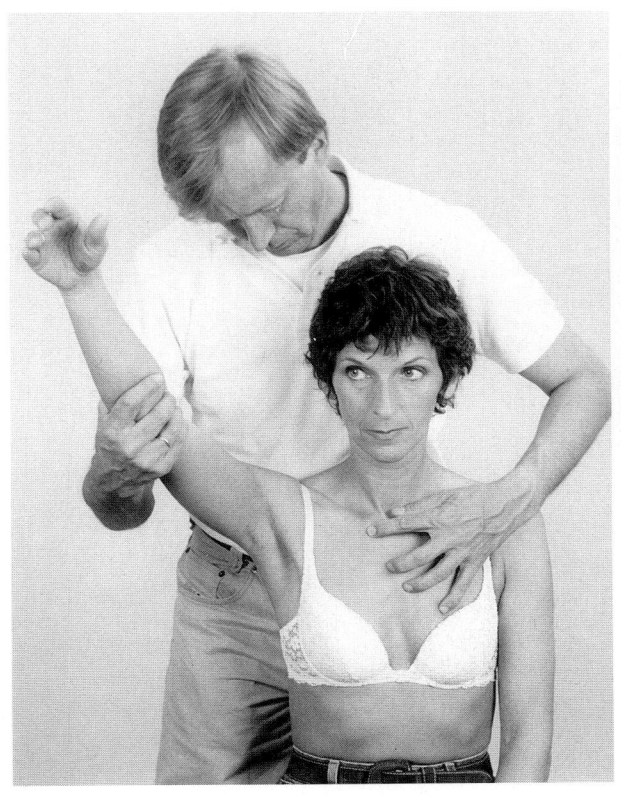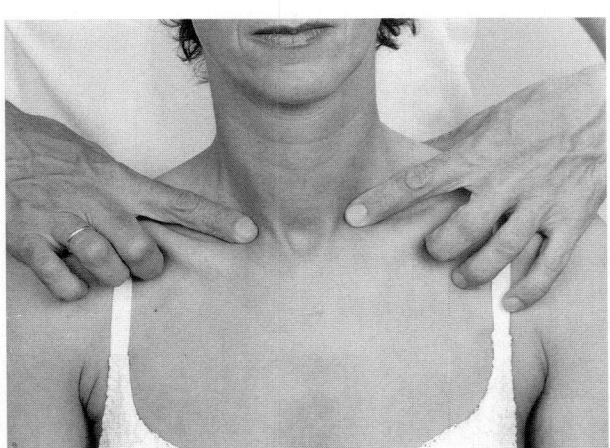

Der Palpationsfinger liegt im Gelenkspalt zwischen dem Sternum und der Clavicula. Die Hand stützt sich auf dem Brustkorb ab. Mit der anderen Hand bringt der **T** den Arm des **P** in eine Abduktionsstellung und führt jetzt eine Innenrotation und eine Außenrotation im Schultergelenk durch.

Notizen

_____

_____

_____

_____

_____

_____

Sternoclaviculargelenk

1. Bewegungspalpation
2. Gelenkspiel, Mobilisation

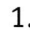

1.

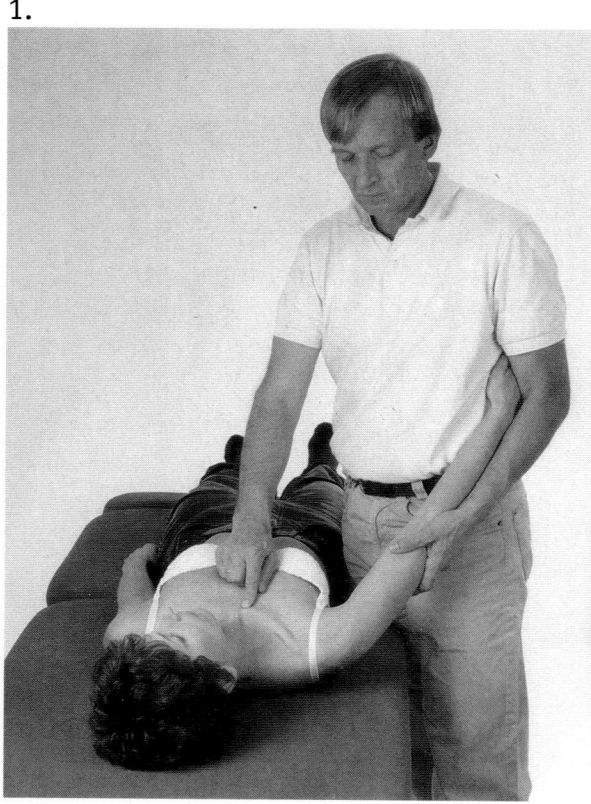

2.

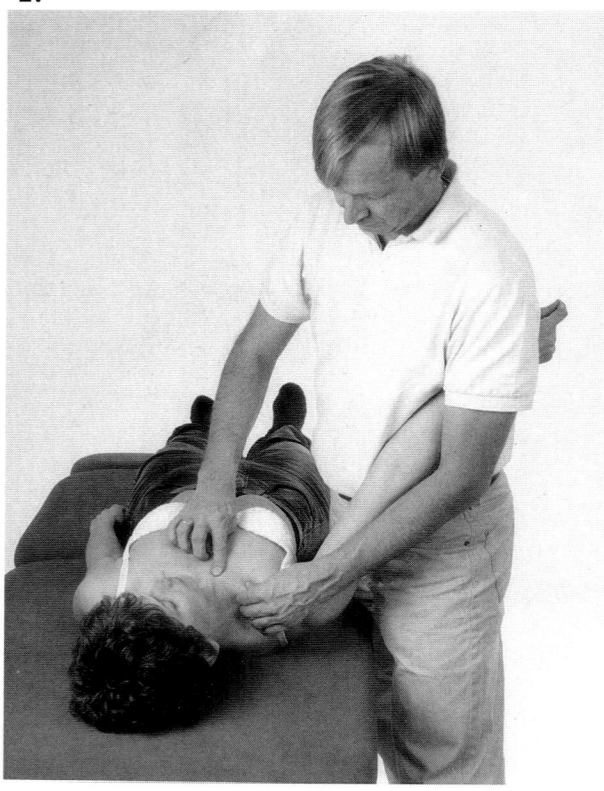

1. Die eine Hand des **T** führt über den Arm des **P** im Schultergürtel eine Elevation, Depression, Pro- oder Retraktion durch. Die Bewegung wird im Sternoclaviculargelenk palpiert.
2. Der **T** bringt den Arm des **P** in die aktuelle Untersuchungs- und Behandlungsstellung (z.B. Abduktion- Flexion- Außenrotation). In dieser Position wird das Gleiten der Clavicula im Sternoclaviculargelenk getestet.

Notizen

_____

_____

_____

_____

_____

_____

Acromioclaviculargelenk

Gelenkspiel
Mobilisation

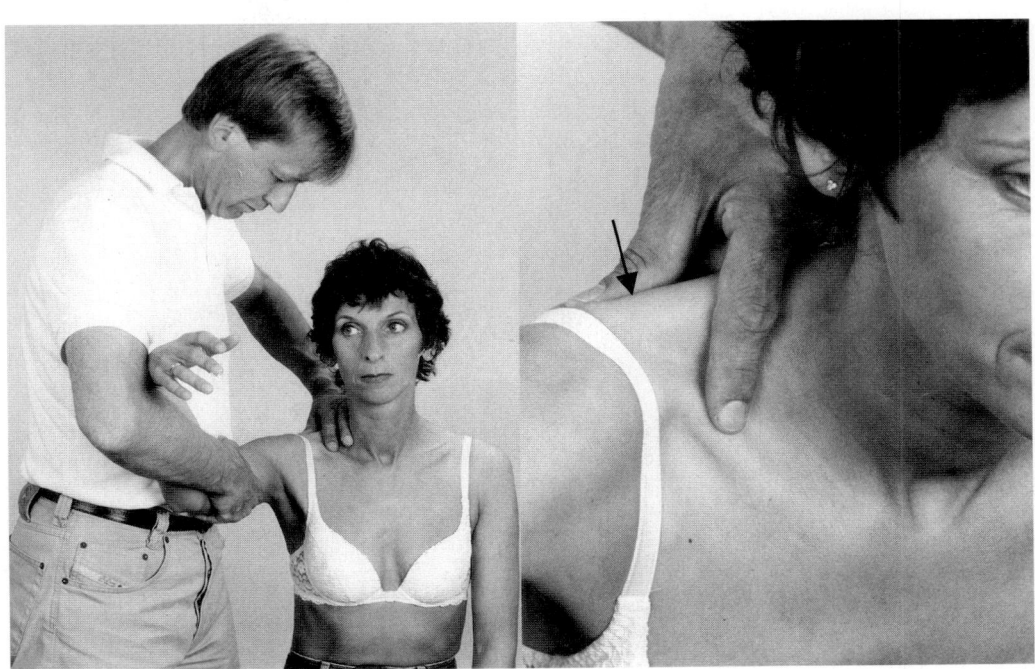

Der **T** führt den Arm des **P** in die aktuelle Untersuchungs- und Behandlungsstellung (z.B. Abduktion- Flexion- Außenrotation). In dieser Stellung wird die Scapula über einen Schub von ventral nach dorsal über den Oberarm fixiert. Die zweite Hand des **T** liegt mit dem Daumen von hinten an der Clavicula und führt eine Bewegung nach ventral durch.

Notizen

Scapula/Thorax

Mobilisation

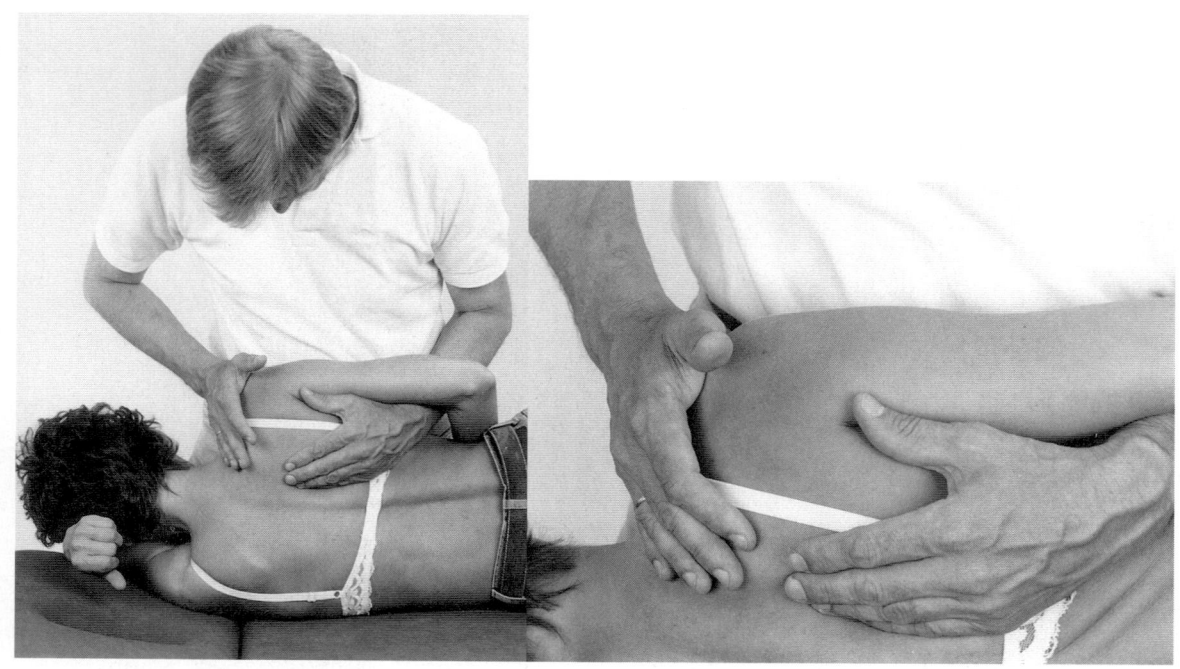

Der **T** umgreift den Oberarm des **P**, so dass er mit der Hand den inneren Rand der Scapula fassen kann. Der Arm des **P** ist dabei in einer leichten Innenrotation. Mit der anderen Hand umfasst er den oberen Rand der Scapula. Durch die Verlagerung seines Körpers kann der **T** das Schulterblatt in alle Richtungen bewegen.

Notizen

_____

_____

_____

_____

_____

_____

M. Trapezius

**Palpation, Schmerzprovokation
Funktionelle Weichteilbehandlung**

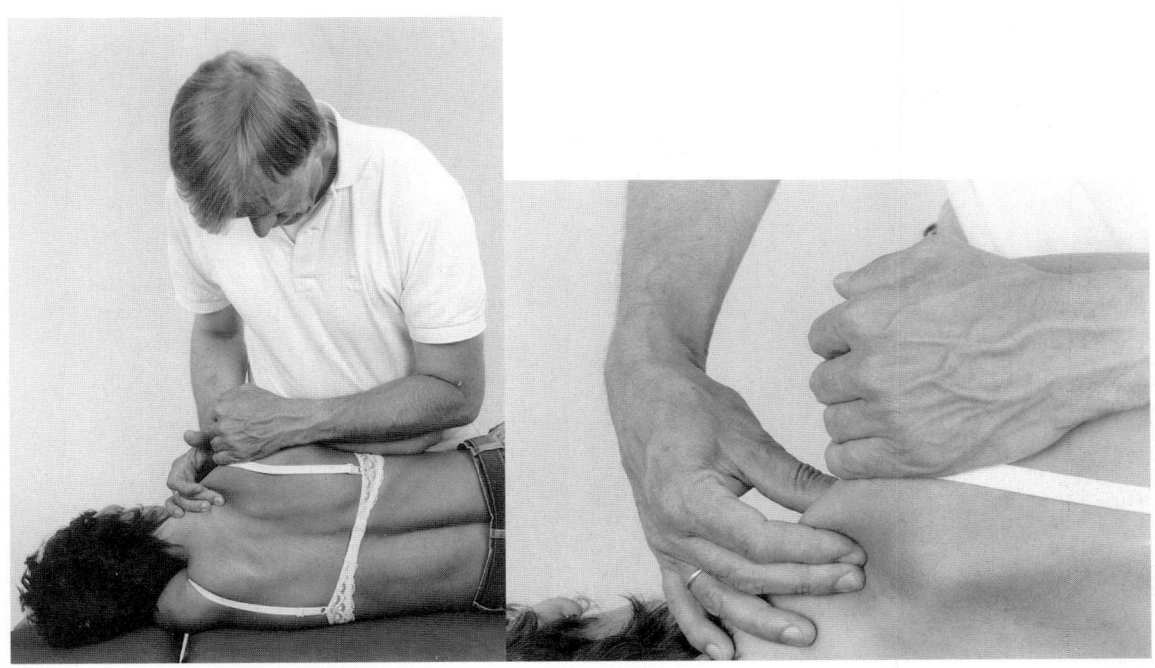

Mit einer Hand zieht der **T** den Schultergürtel des **P** nach caudal, während er mit der anderen Hand einen Behandlungsreiz quer zum Muskelverlauf setzt.

Notizen

5.2 Untersuchung und Behandlung des Kniegelenkes

**Schmerzhafte und/oder
eingeschränkte Beweglichkeit
der Kniegelenke**

Inspektion

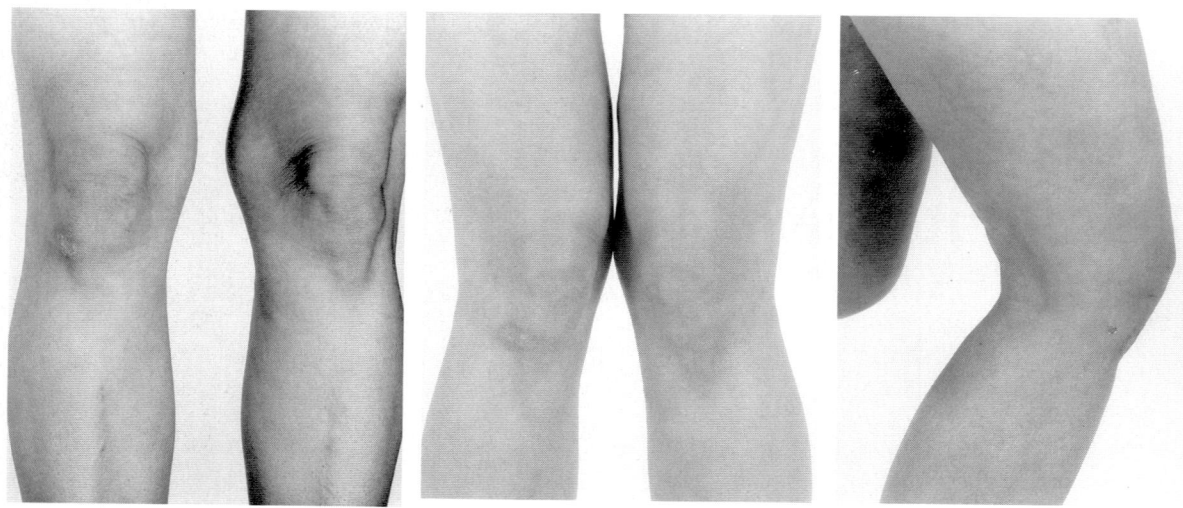

Notizen

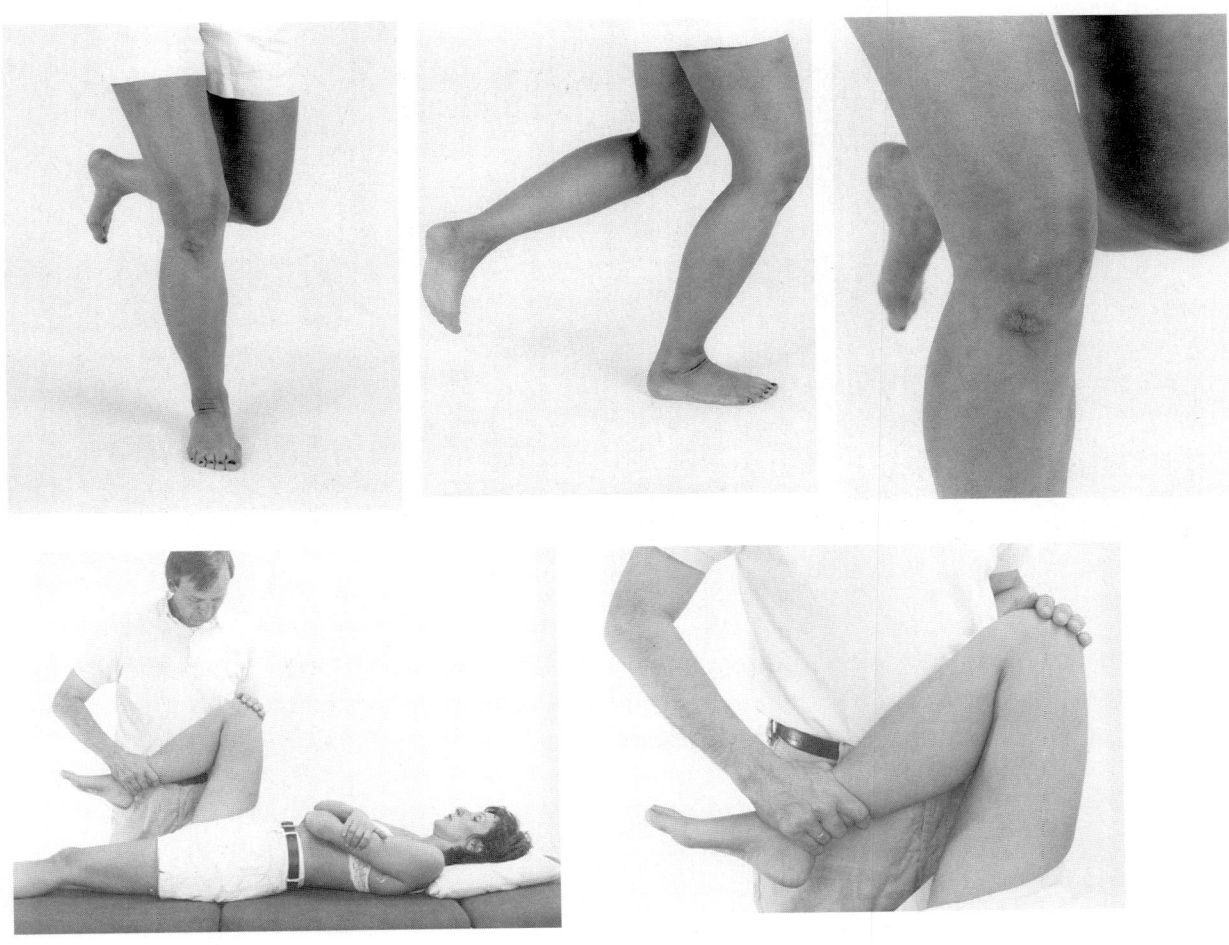

Notizen

1.

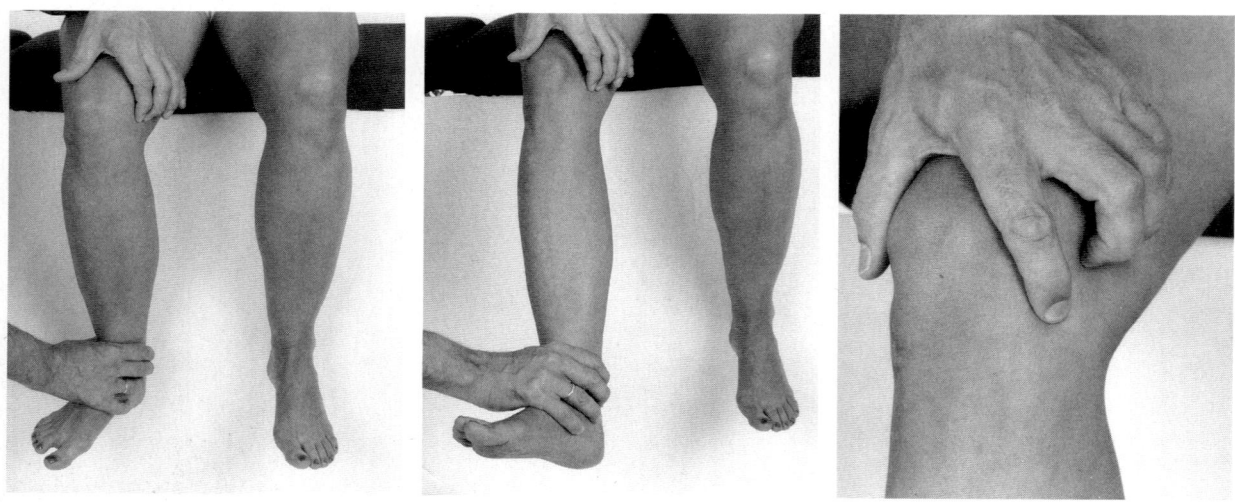

Während der **T** die einzelnen Bewegungen (Flexion, Extension, Innen-, Außenrotation) im Kniegelenk des **P** durchführt, kann er mit einem Finger im Gelenkspalt das Gleitverhalten der beiden Gelenkpartner gegeneinander palpieren.

Notizen

Gelenkspiel
Mobilisation

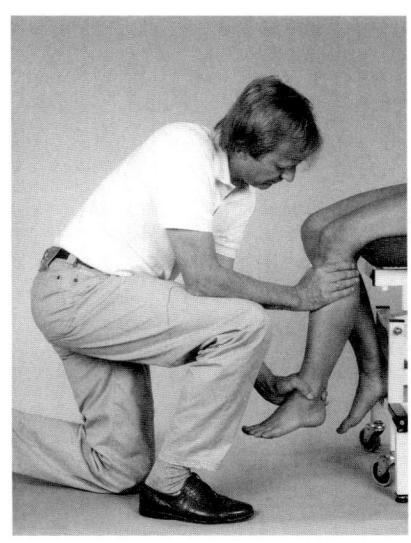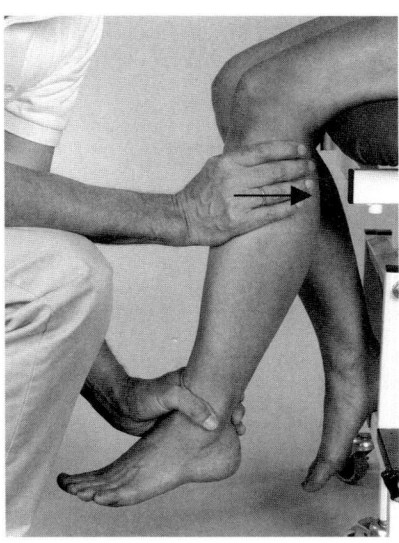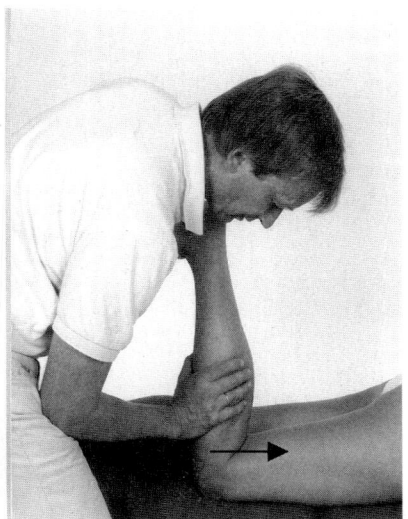

Der **T** stellt das betroffene Kniegelenk in die aktuelle Untersuchungs- und Behandlungsstellung ein (Flexion). Die Untersuchung des Dorsalgleitens und die Mobilisation nach dorsal werden in Außen- und Innenrotation durchgeführt.

Notizen

_____
_____
_____
_____
_____
_____
_____

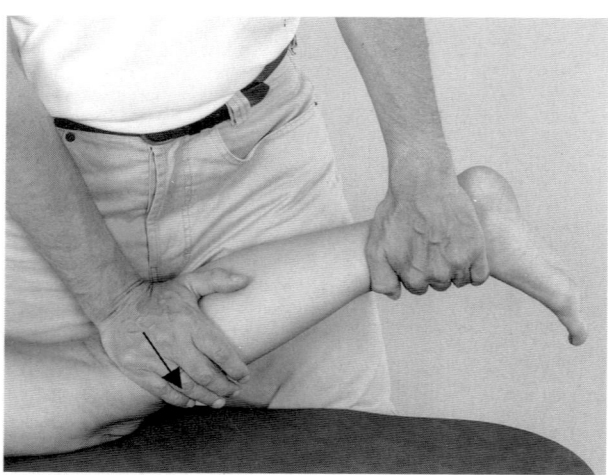

Der **T** stellt das betroffene Bein in die aktuelle Untersuchungs- und Behandlungsstellung ein (Extension). Diese Stellung hält er mit der einen Hand, während die andere so gelenkspaltnah wie möglich dorsomedial auf dem Unterschenkel liegt. Die Mobilisation nach ventral erfolgt, indem der **T** bei fixierten Armen eine leichte Flexion seiner Knie durchführt.

Notizen

_____

_____

_____

_____

_____

_____

Femurpatellargelenk

Eingeschränkte und/oder schmerzhafte Beweglichkeit im Kniegelenk

Bewegungspalpation

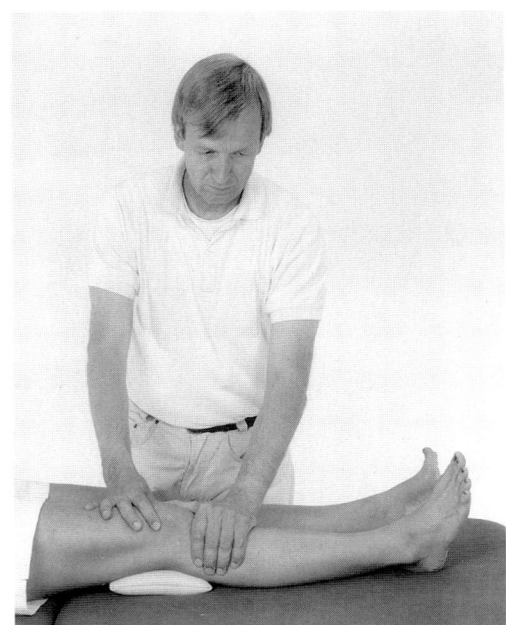
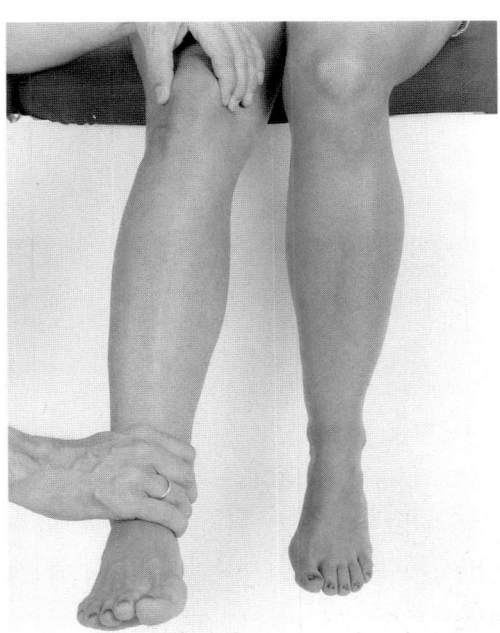

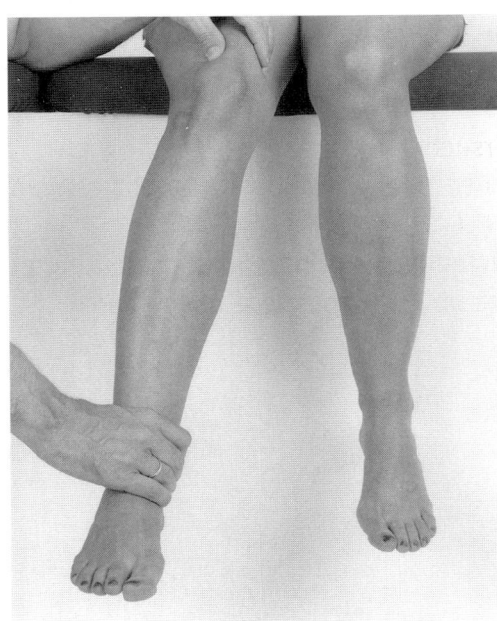
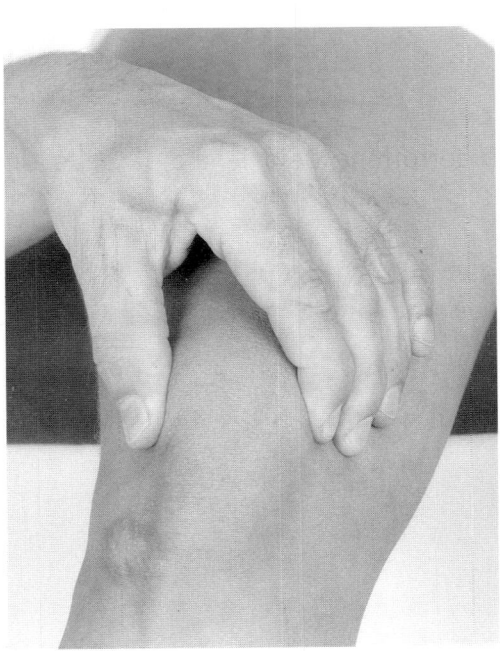

Notizen

Femurpatellargelenk

Gelenkspiel
Mobilisation

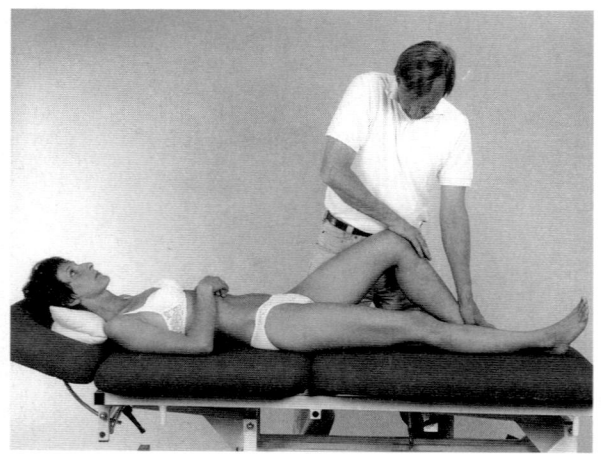 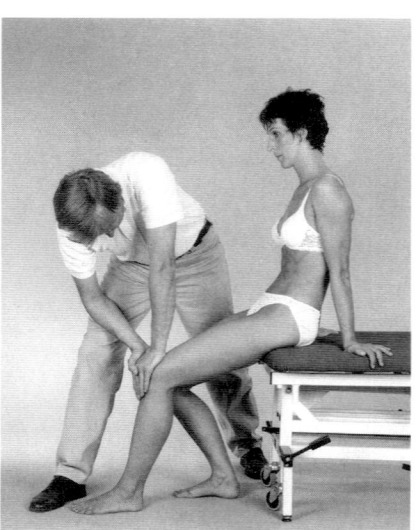 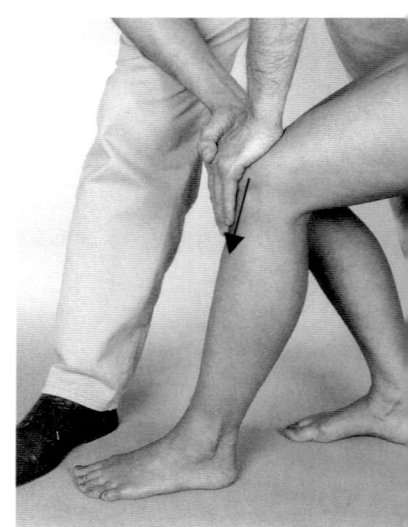

Der **T** stellt das betroffene Knie in die aktuelle Untersuchungs- und Behandlungsstellung ein (Flexion). Die eine Hand des **T** liegt auf der Kniescheibe und schiebt diese nach caudal.

Notizen

_____

_____

_____

_____

_____

_____

| --- | --- | --- |
| **Meniskus und Bandstrukturen** | **Verminderte und/oder schmerzhafte Beweglichkeit des Kniegelenkes Instabilität** | **Schmerzprovokation (Meniskus)** |

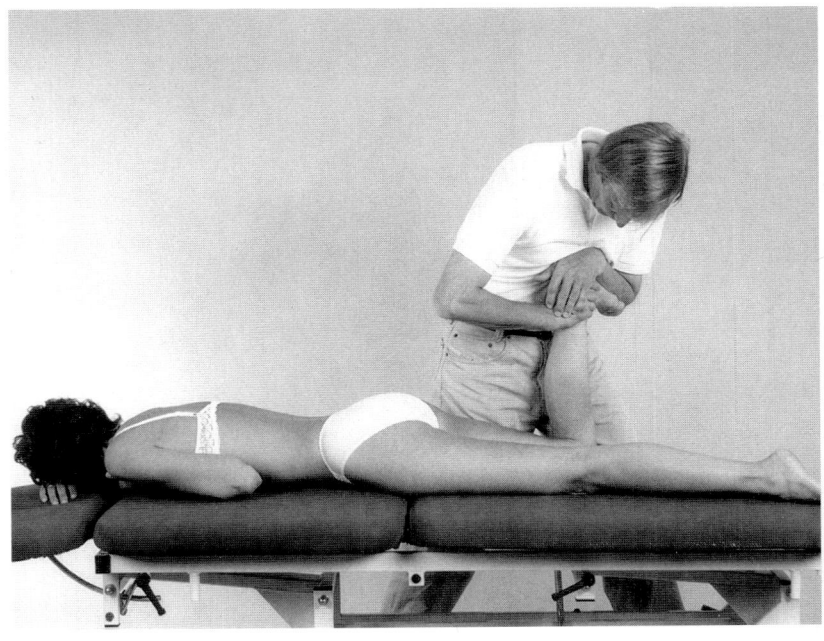 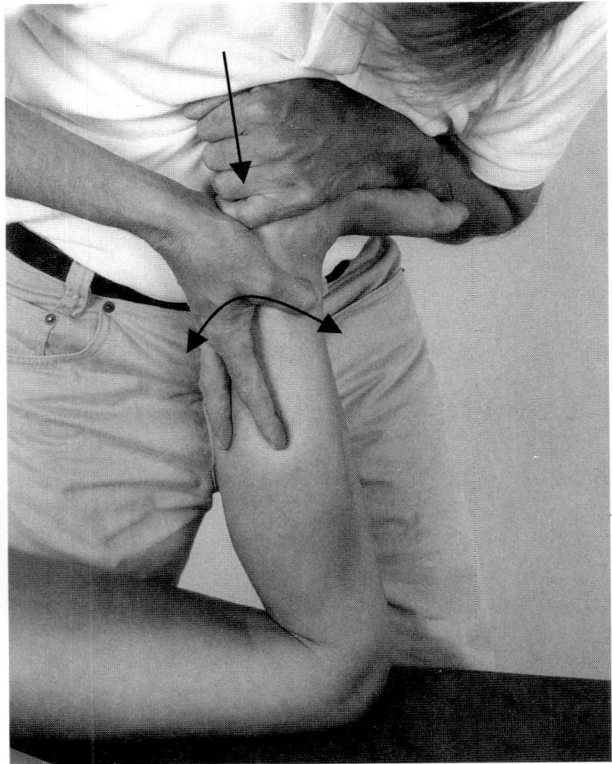

Der **T** rotiert unter axialem Druck das in 90° flektierte Knie.

Notizen

Meniskus und Bandstrukturen

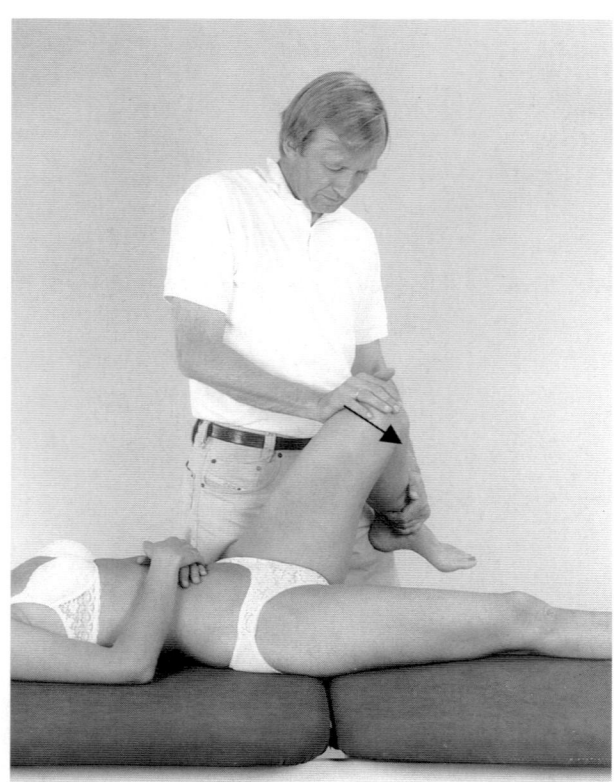

Der **T** fixiert mit der einen Hand den Oberschenkel nahe des Knies. Mit der anderen Hand führt er unter einem Druck der Fixationshand von lateral nach medial (Valgusstress) eine Innenrotation oder Außenrotation und maximale Flexion und Extension im Kniegelenk durch.
Der Test kann auch unter einem Varusstress mit Außenrotation/Innenrotation durchgeführt werden.

Notizen

_____

_____

_____

_____

_____

Bandapparat
Kapselapparat

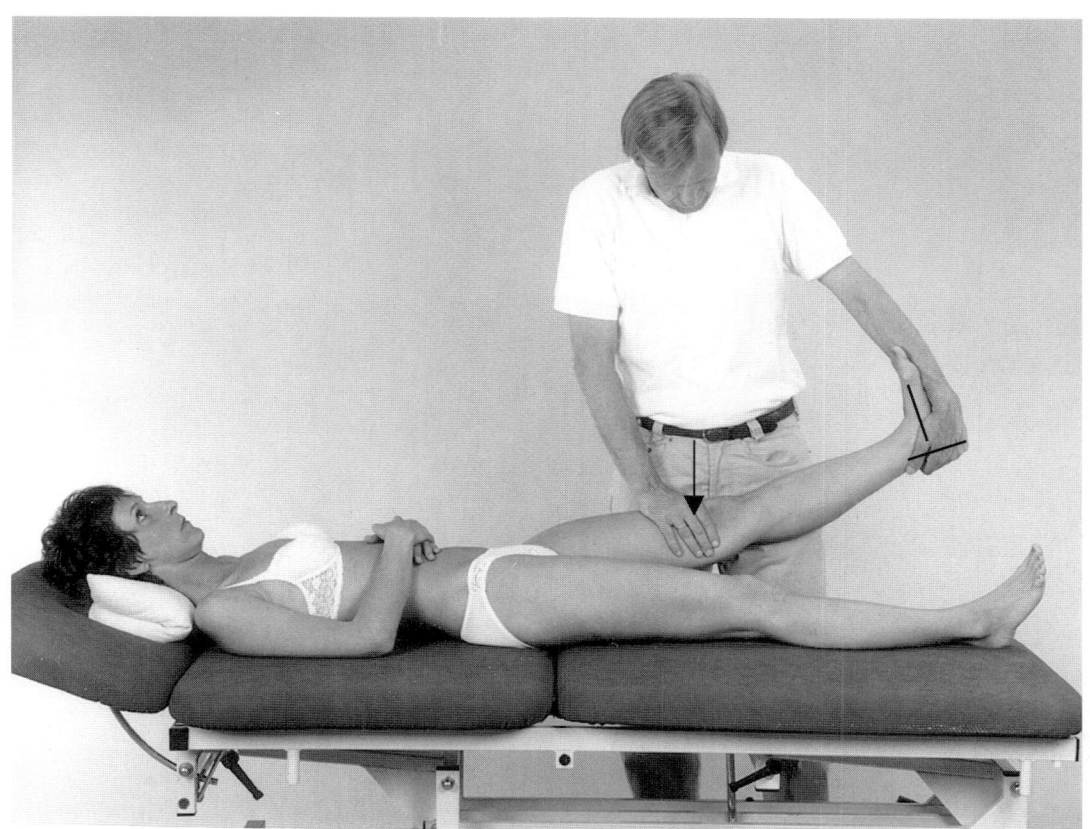

Der **T** verstärkt durch einen Druck von ventral nach dorsal auf das Knie die Überstreckung im Kniegelenk.

Notizen

_____

_____

_____

_____

_____

_____

Bandapparat

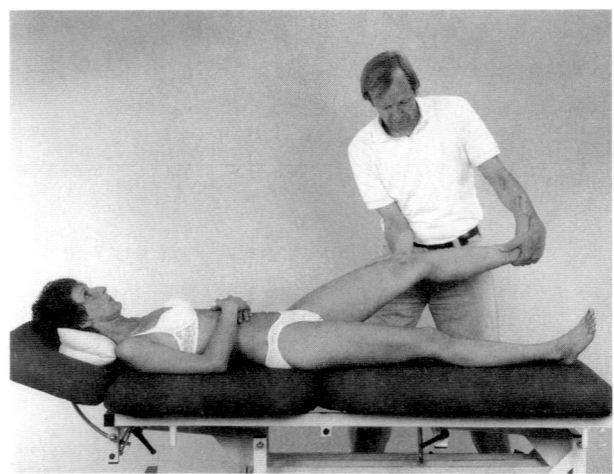

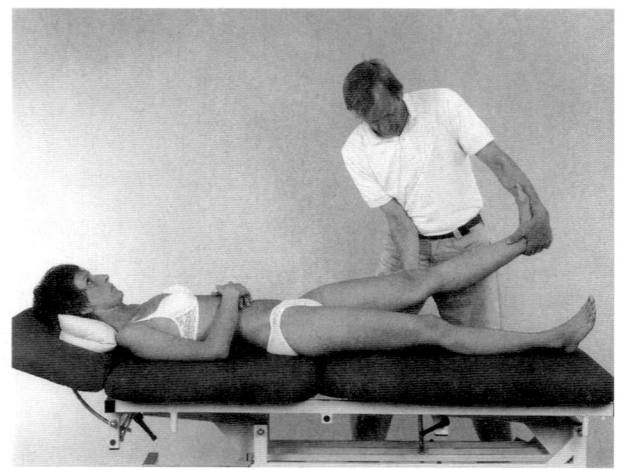

Der **T** umfasst mit der einen Hand das betroffene Bein von der Außenseite in Höhe des Kniegelenkspaltes. Die andere Hand ist am Sprunggelenk. Die obere Hand übt einen Druck von außen nach innen auf das Kniegelenk aus. Der Druck kann langsam oder schnell ausgeführt werden. Der Test wird in 20° Knieflexion und in voller Streckung durchgeführt.

Notizen

_____

_____

_____

_____

_____

_____

Bandapparat

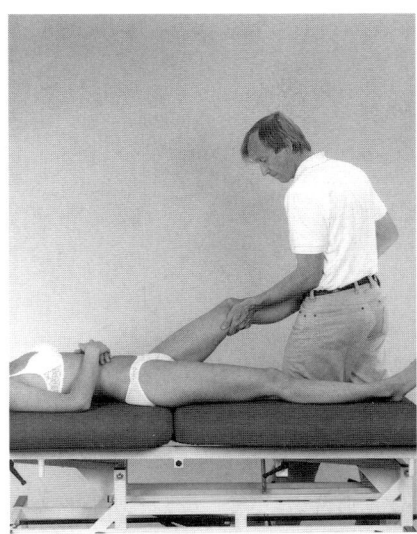
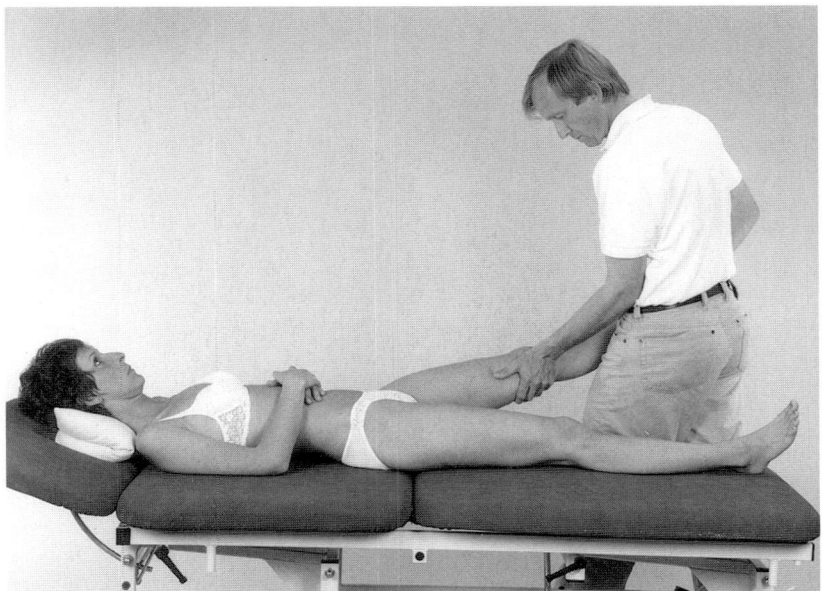

Der **T** umfasst mit der einen Hand das betroffene Bein in Höhe des Kniegelenkspaltes der Innenseite. Die andere Hand ist am Sprunggelenk. Die obere Hand übt einen Druck von innen nach außen auf das Kniegelenk aus. Der Druck kann langsam oder schnell ausgeführt werden. Der Test wird in 20° Knieflexion und in voller Extension durchgeführt.

Notizen

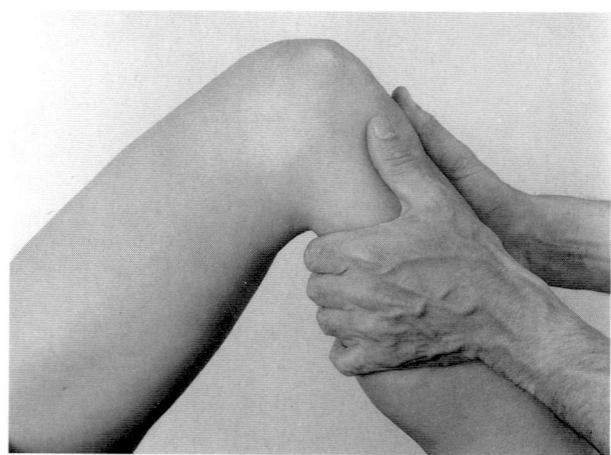
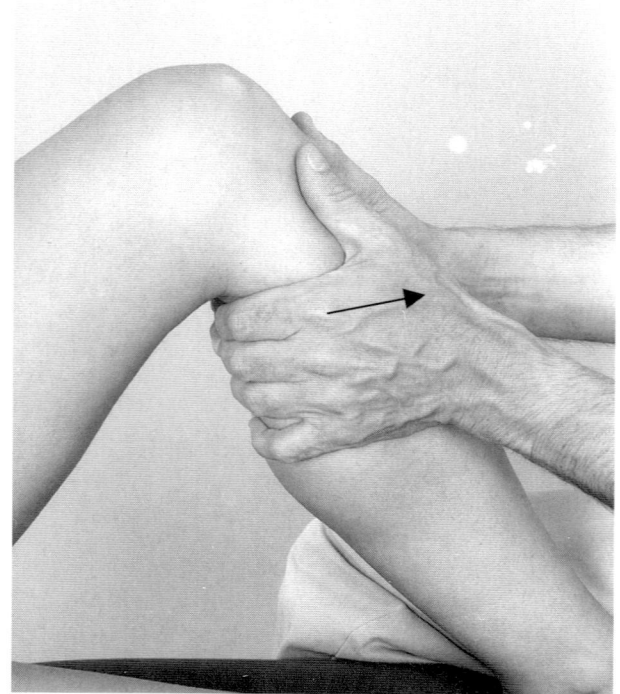

Das betroffene Bein ist in der Hüfte 45° und im Kniegelenk 90° gebeugt. Der **T** umfasst mit beiden Händen die Tibia. Er sitzt auf dem Fuß des **P,** um so den Unterschenkel in der gewünschten Rotationsstellung zu fixieren. Bei entspannter Beugemuskulatur wird der Unterschenkel in Mittelstellung bezüglich der Rotation nach ventral gezogen oder nach dorsal geschoben. Dieses kann zusätzlich in Außenrotationstellung und/oder in Innenrotation durchgeführt werden und mit der Mittelstellung verglichen werden.

Notizen

5.3 Untersuchung und Behandlung des Ellenbogengelenkes

Eingeschränkte und/oder
schmerzhafte Beweglichkeit
im Ellenbogengelenk

Inspektion
Aktive Bewegung

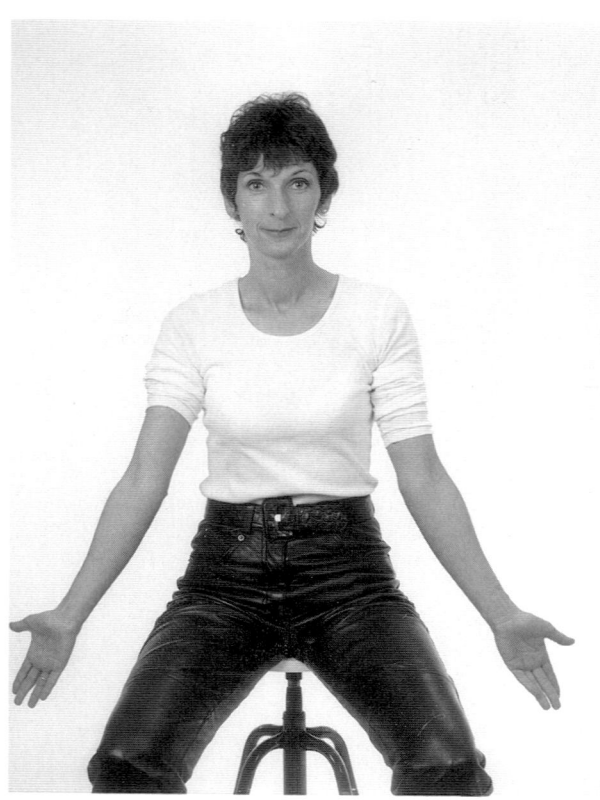
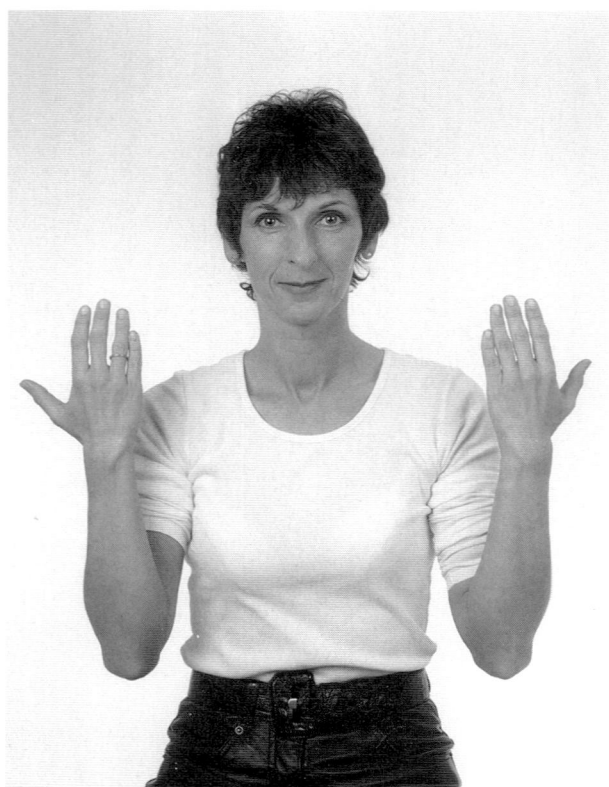

Notizen

_____

_____

_____

_____

_____

_____

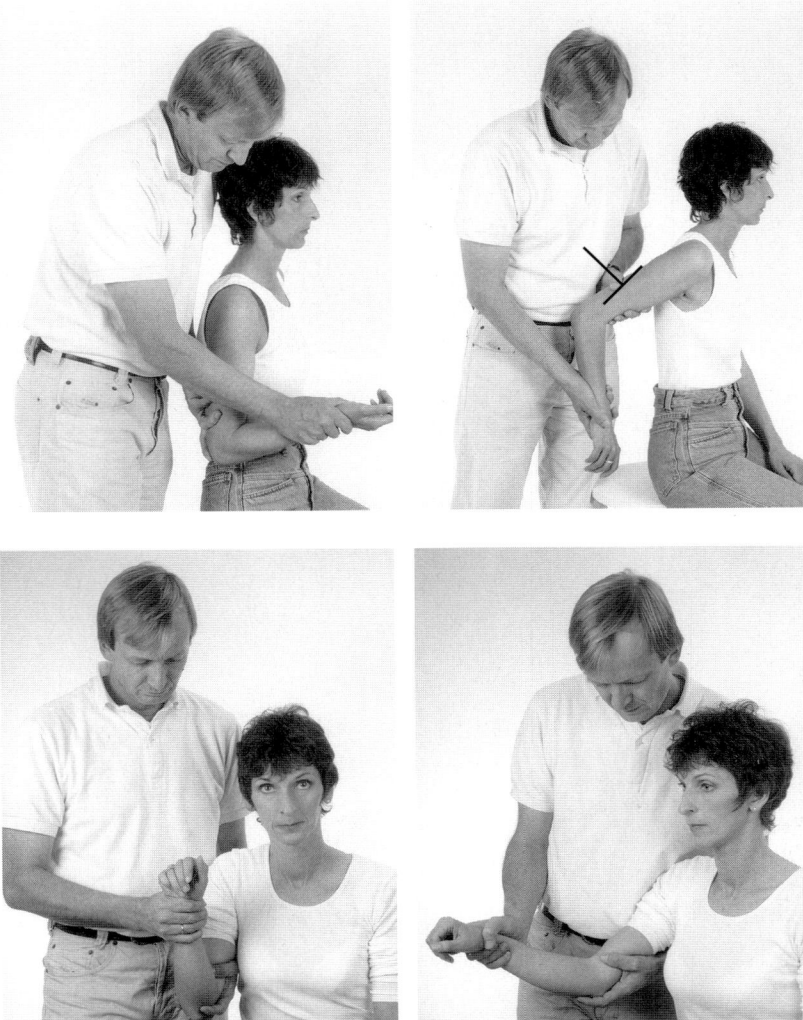

Der **T** streckt den zu untersuchenden Arm des **P** im Ellenbogengelenk in unterschiedlichen
Ausgangsstellungen des Schultergelenkes und beurteilt Qualität und Quantität der
Bewegung an Bewegungsende.

Notizen

_____

_____

_____

_____

_____

_____

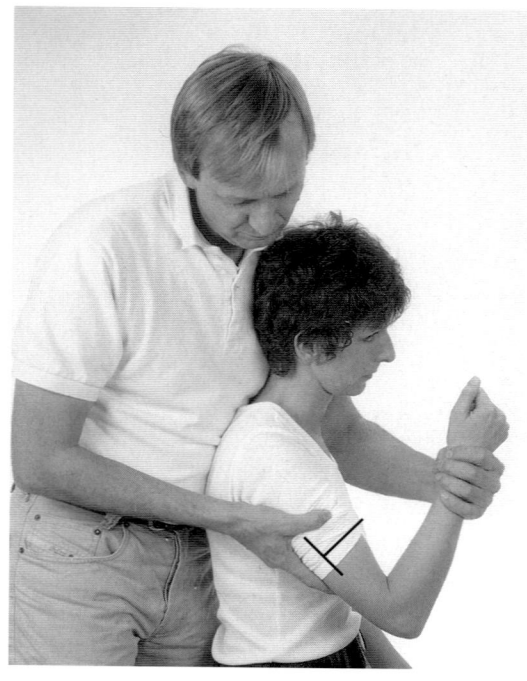 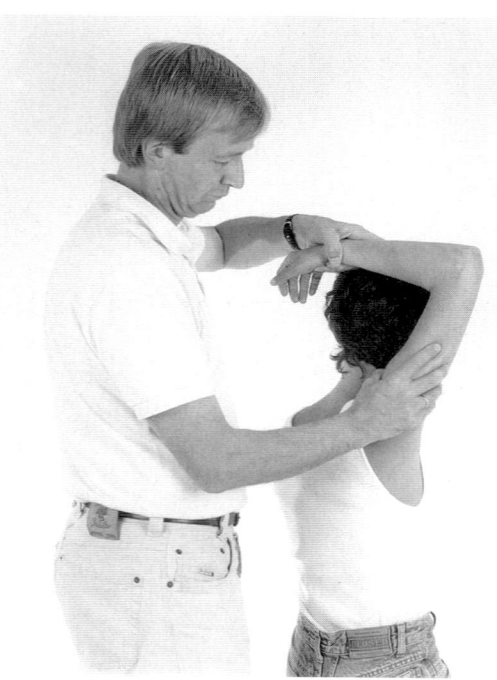

Der **T** beugt den zu untersuchenden Arm im Ellenbogengelenk des **P** in unterschiedlichen Ausgangsstellungen des Schultergelenkes.

Notizen

Humeroulnargelenk

Gelenkspiel
Mobilisation

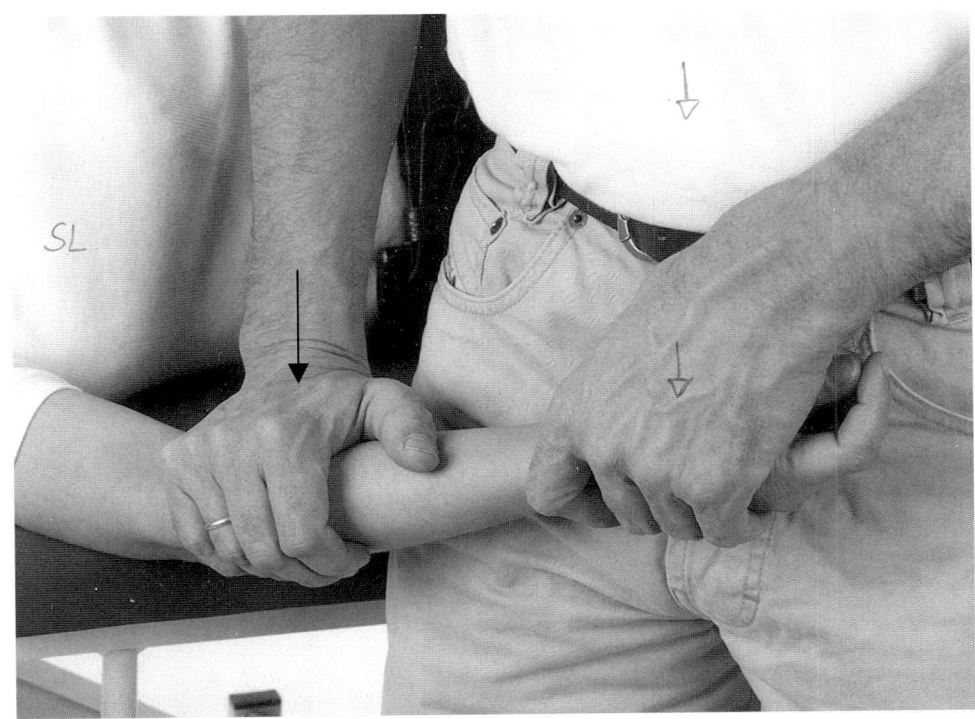

Der Oberarm der zu behandelnden Seite liegt auf der Bank und wird durch das Oberkörper-gewicht des Patienten fixiert. Das Ellenbogengelenk befindet sich in der aktuellen Untersuchungs- und Behandlungsstellung (eingeschränkte Extension). Die eine Hand des **T** liegt gelenkspaltnah am proximalen Ende des Unterarmes auf der Ulna, wobei die Handwurzel den stärksten Kontakt hat. Die andere Hand umfasst das distale Ende des Unterarmes. Der Unterarm des **P** ist, wenn möglich, in Supination. Durch eine Flexion der Knie bringt der **T** einen nach dorsal gerichteten Druck auf den Unterarm und mobilisiert das Humeroulnargelenk im Sinne einer Traktion.

Notizen

Humeroulnargelenk

**Gelenkspiel
Mobilisation**

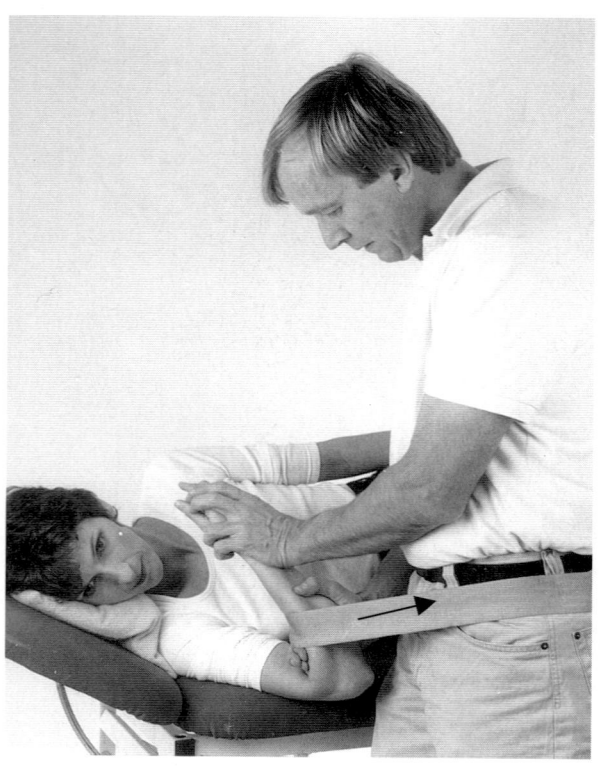 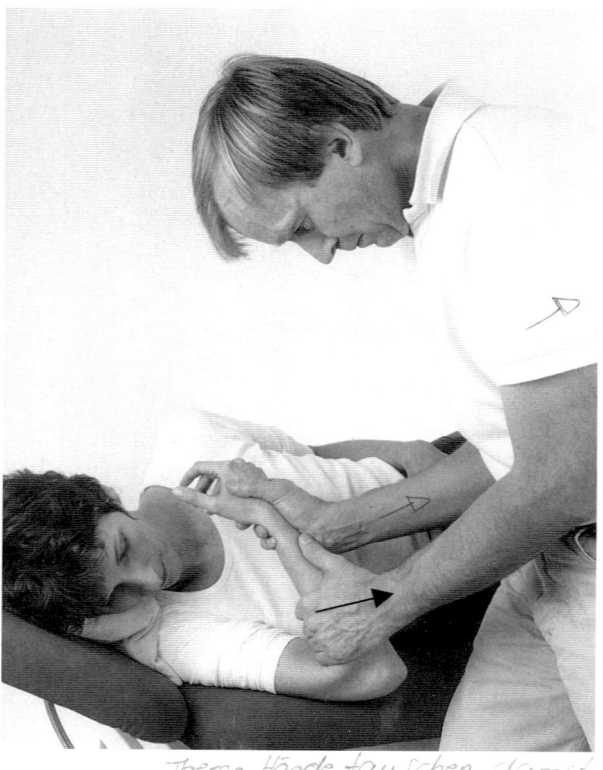

Therap Hände tauschen, damit mehr auf Ulna

Der Oberarm der zu behandelnden Seite liegt auf der Bank und wird durch das Oberkörper-
gewicht des **P** fixiert. Das Ellenbogengelenk befindet sich in der aktuellen Untersuchungs-
und Behandlungsstellung (eingeschränkte Flexion). Die eine Hand des **T** liegt
gelenkspaltnah am proximalen Ende des Unterarmes auf der Ulna, die andere Hand stellt
den Unterarm aktuell ein. Durch eine Verlagerung des Körpergewichts des **T** nach hinten
findet eine Traktionsmobilisation im Humeroulnargelenk statt.

Notizen

Proximales und distales Radioulnargelenk

Eingeschränkte und/oder schmerzhafte Pronation und/oder Supination im Unterarm

Inspektion
Aktive Bewegung

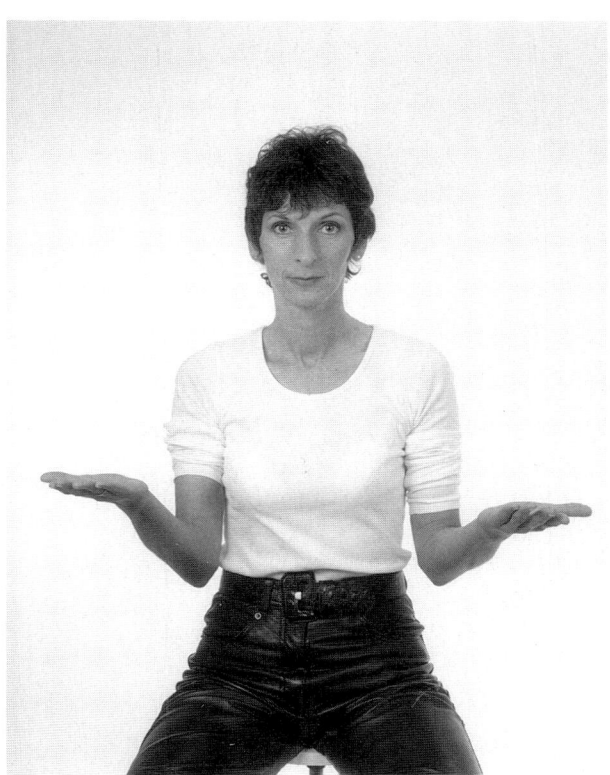 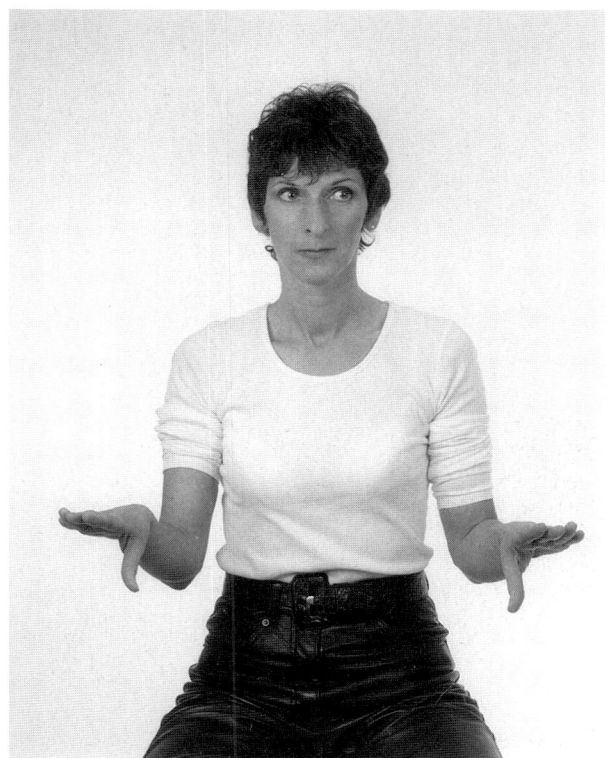

Notizen

Passive Bewegung
Schmerzprovokation

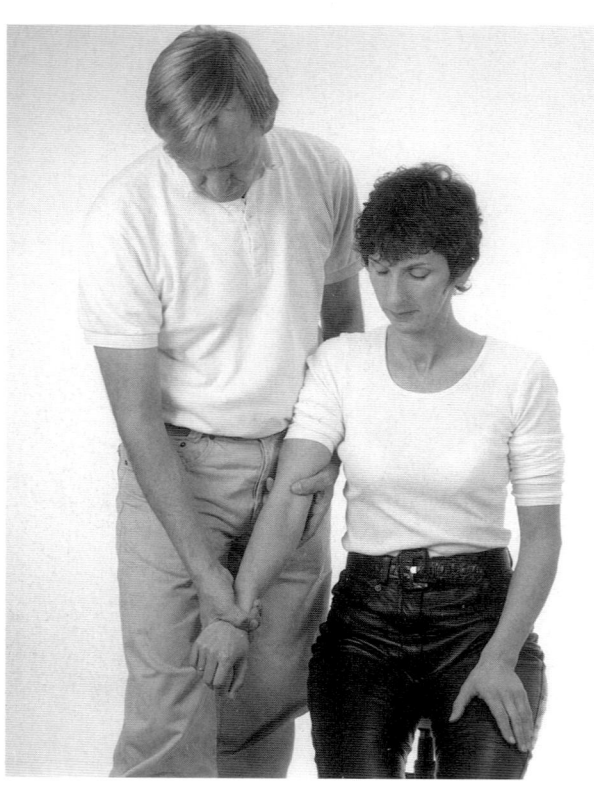 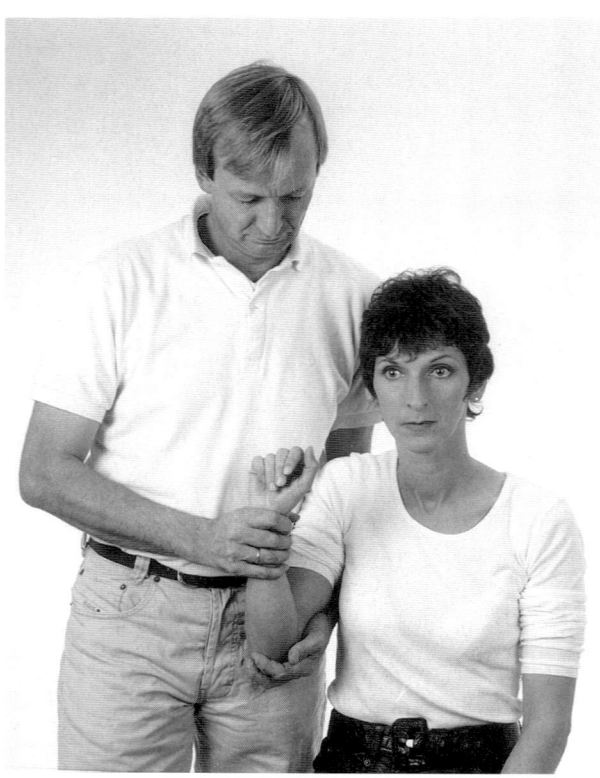

Der **T** proniert und supiniert den zu untersuchenden Arm des **P** in unterschiedlichen Ausgangsstellungen des Ellenbogengelenkes und beurteilt Qualität und Quantität der Bewegung an Bewegungsende.

Notizen

Proximales und distales Radioulnargelenk

Passive Bewegung
Schmerzprovokation

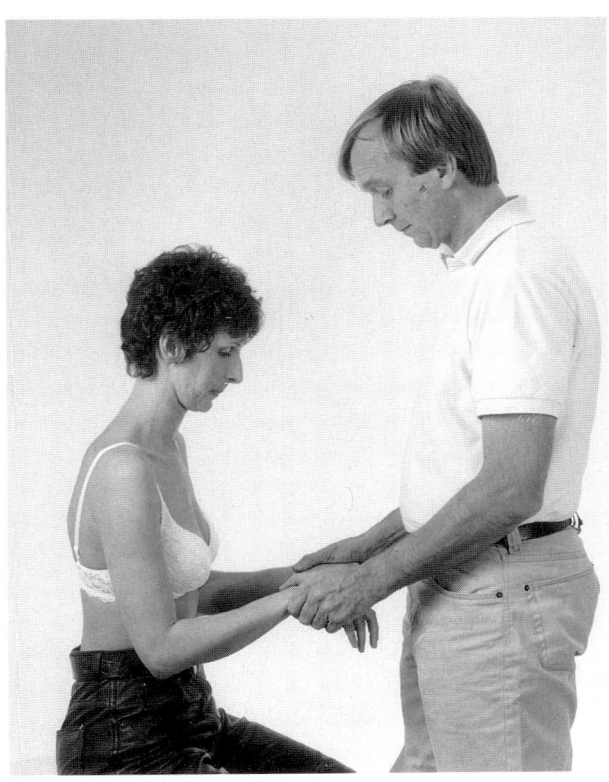 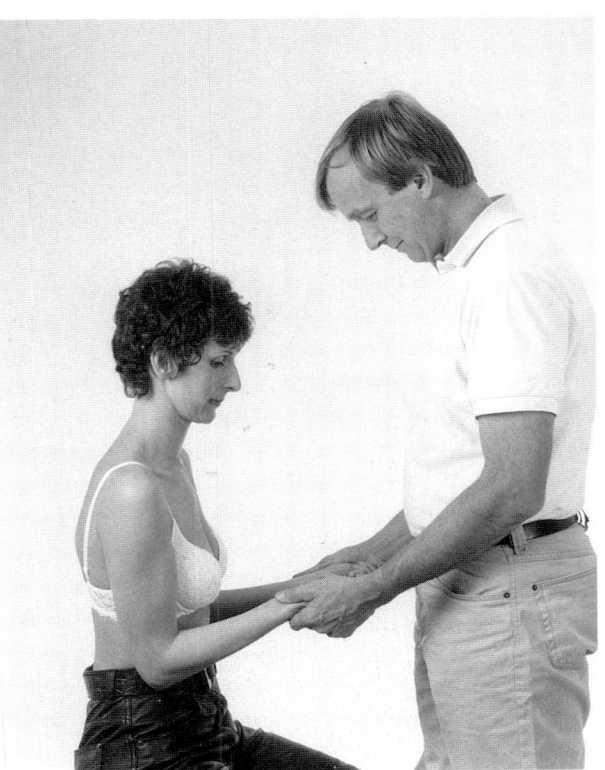

Der **T** hält die Unterarme des **P** so, dass der Daumen jeweils auf dem Radius liegt. Am Bewegungsende der nun durchgeführten Pro- und Supination verstärkt der **T** die jeweilige Bewegung und beurteilt die Quantität und Qualität der Bewegung am Bewegungsende im Seitenvergleich.

Notizen

Therap. hält an den Styloidei

Gelenkspiel
Mobilisation

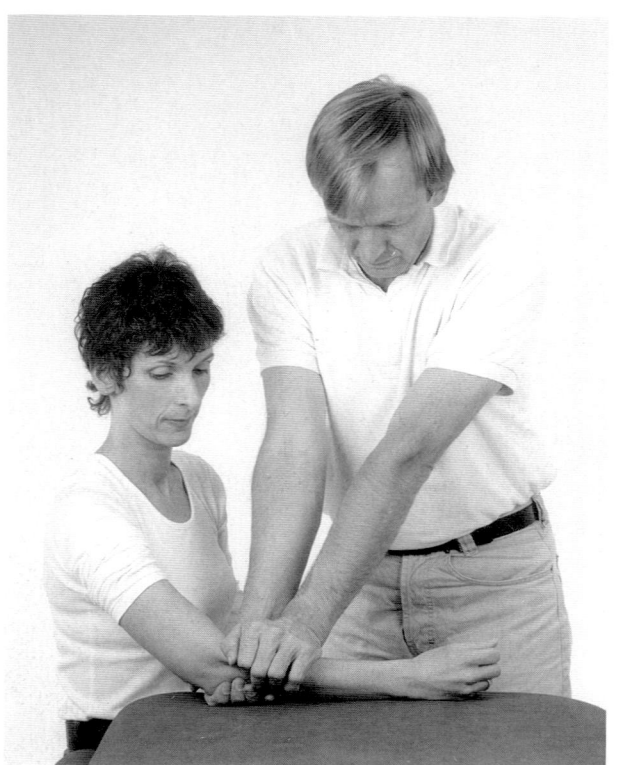
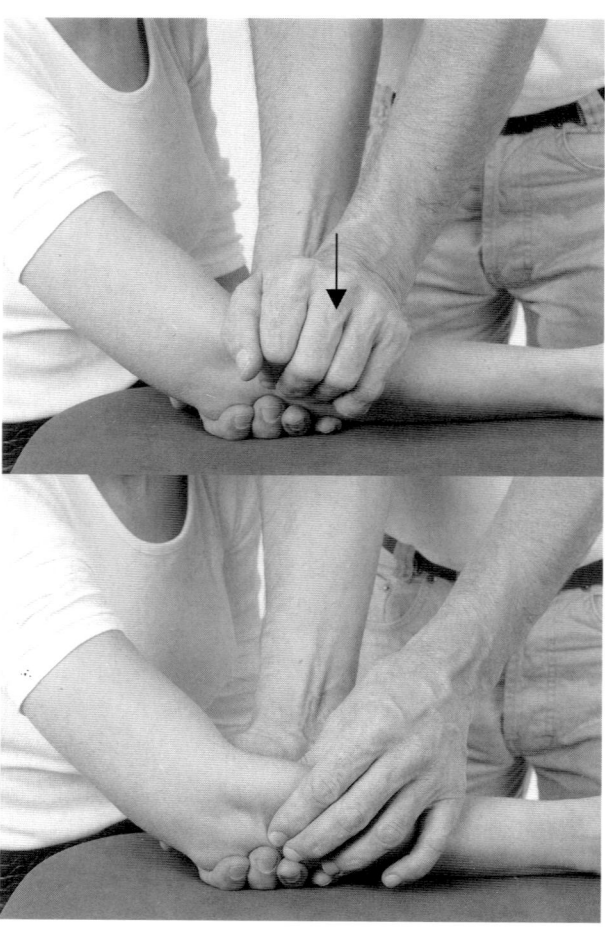

Das Ellenbogengelenk befindet sich in der aktuellen Untersuchungs- und Behandlungsstellung (eingeschränkte Pronation). Die untenliegende Hand des **T** fixiert die Ulna, während der Handballen der anderen Hand von volar am Radius anliegend die Gleitbewegung nach dorsal durchführt.

Notizen

Konvexität ist schräg ~ 40-50°
zwischen Ulna u. Radius
Pat muß seine Hand sehr hreren
nicht in endgradige Stellung gehen!
proximal ist der Radius konvex

Proximales und distales Radioulnargelenk

**Gelenkspiel,
Mobilisation**

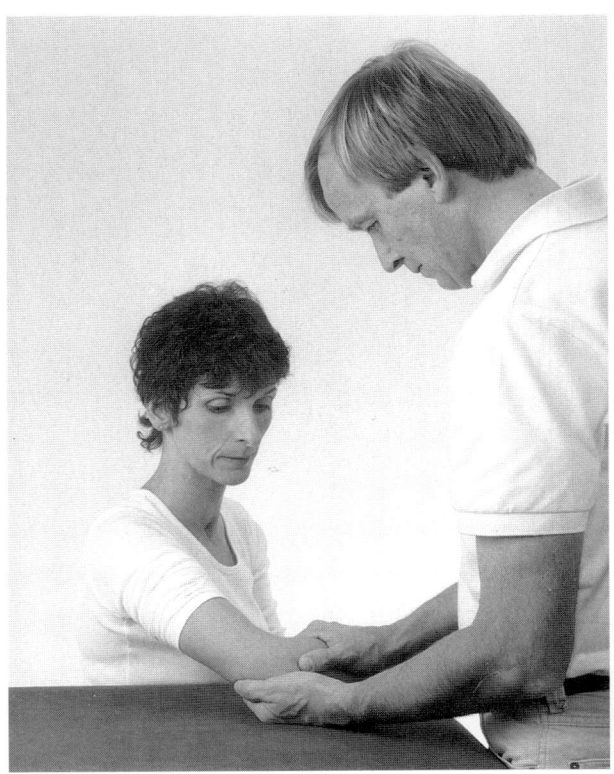
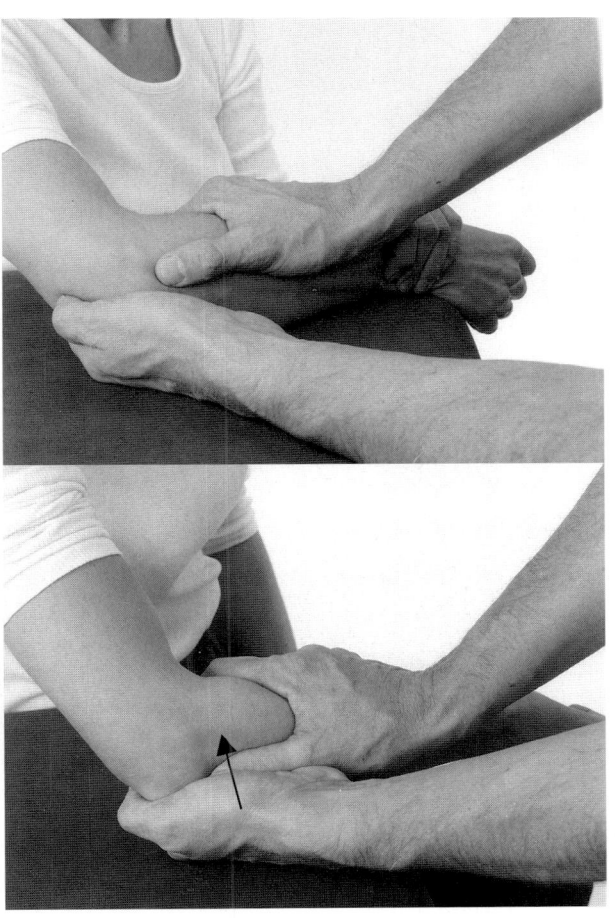

Der **T** fixiert mit der untenliegenden Hand die Ulna, während der Daumen der anderen Hand gelenkspaltnah dem Radius anliegend die Gleitbewegung nach ventral durchgeführt (eingeschränkte Supination).

Notizen

Daumen auf dem Radius köpfchen
nicht in max Supination

Humeroradialgelenk

Gelenkspiel
Mobilisation

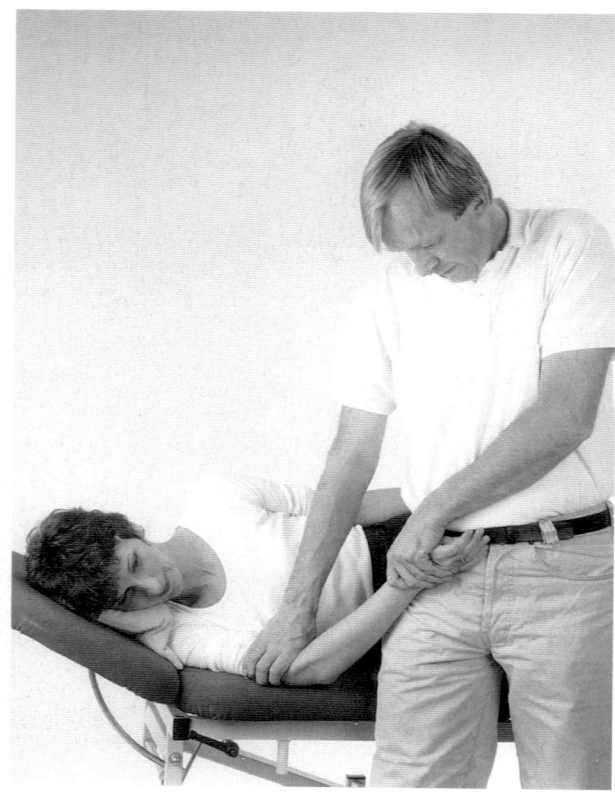
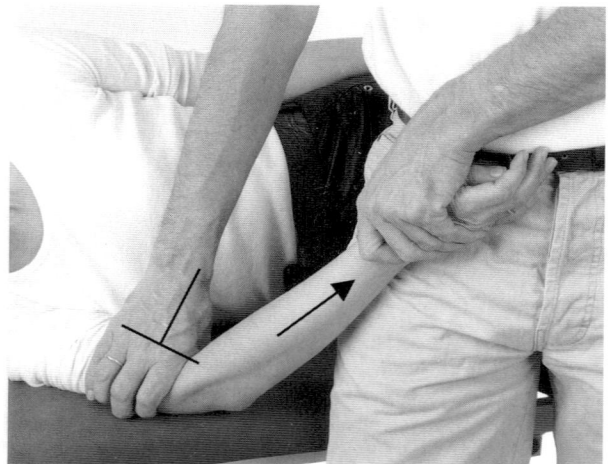

Die eine Hand des **T** umfasst und fixiert den Oberarm des **P** gelenkspaltnah. Die andere Hand umfaßt den Radius am distalen Ende. Der **T** führt die Traktion im Humeroradialgelenk über eine leichte Körperdrehung durch.

Notizen

wichtig: - etwas Supination, um die
membrana interossea zu entspannen
- nur den Radius und nicht
die Ulna fassen

Distales Radioulnargelenk

**Gelenkspiel
Mobilisation**

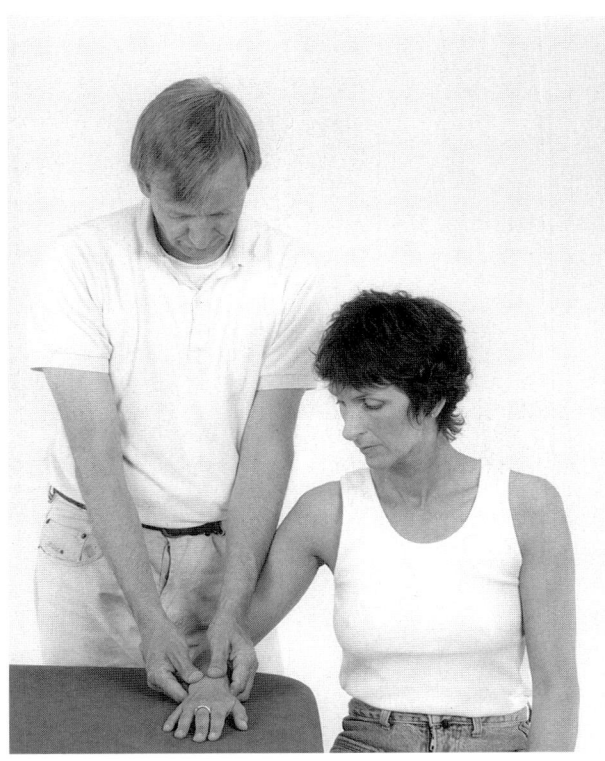
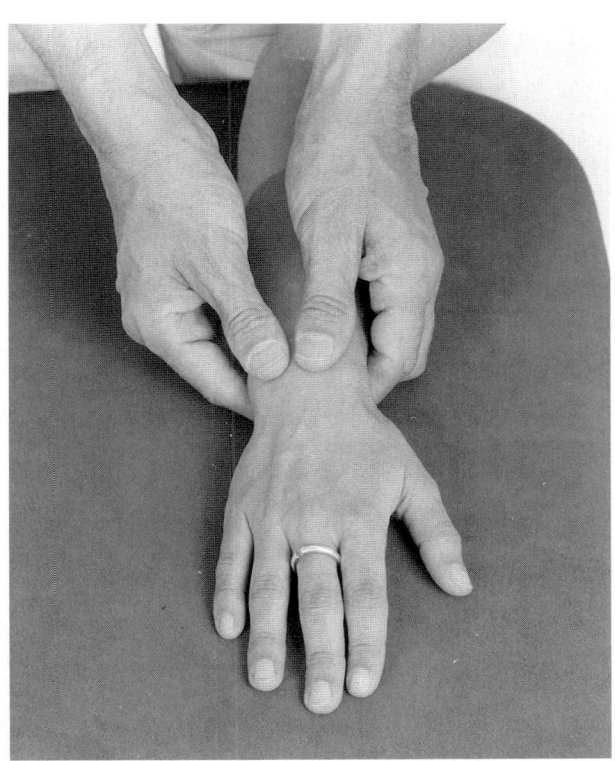

Der **T** umfasst jeweils mit Daumen, Zeige- und Mittelfinger die Ulna (Fixation) und den Radius. In dieser Position (s. Abbildung) wird das Gleiten für die eingeschränkte Pronation getestet. Möchte man das Gleiten für die Supination testen, werden die Daumen auf der volaren Seite in der aktuellen Untersuchungs- und Behandlungsstellung angelegt. Der Schub erfolgt jeweils über den Daumen am Radius.

Notizen

distal ist die Ulna konvex

eingeschränkte Supi: Radius nach dorsal oder
Ulna nach volar

bei max Ext im EG steht die Ulna zu 80 - 90% fest

Hand- und Fingerflexoren

Eingeschränkte und/ oder schmerzhafte Beweglichkeit im Ellenbogen und/oder im Handgelenk

Längenuntersuchung Längsdehnung

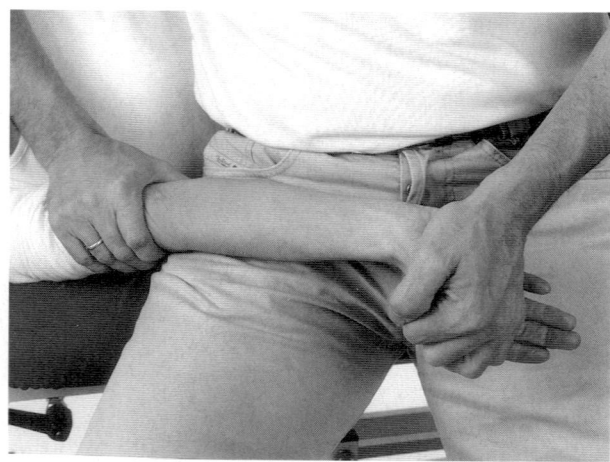

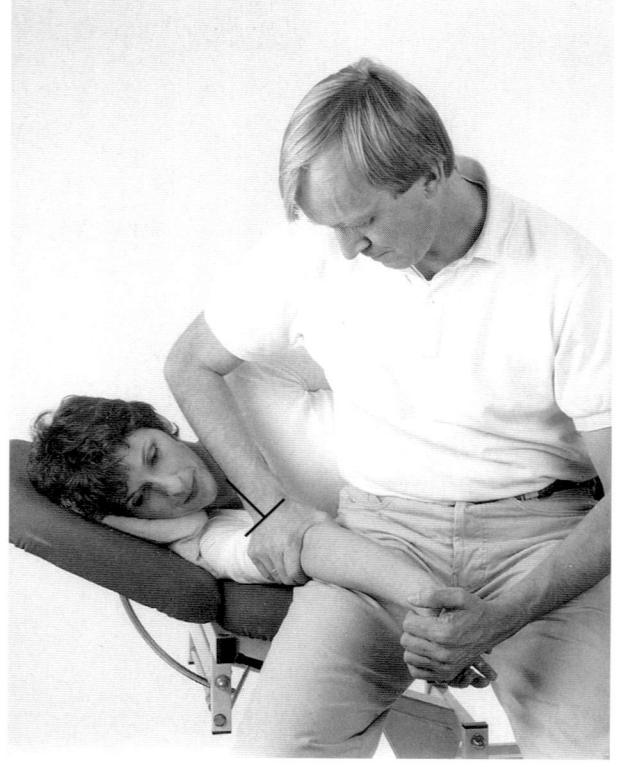

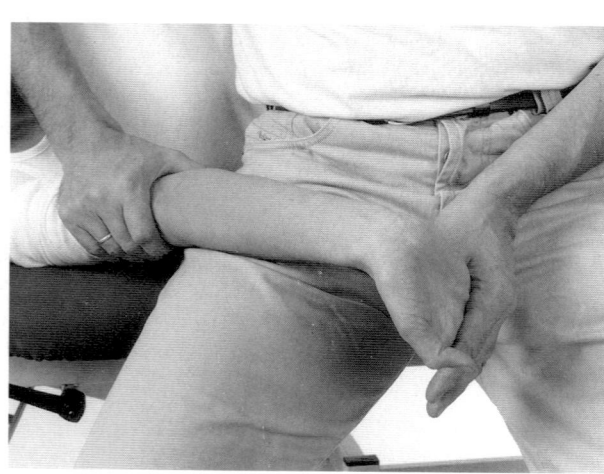

Der Arm des **P** liegt mit dem lateralen Epicondylus humeri auf dem Oberschenkel des **T**. Nachdem die Muskulatur über die Einstellung aller erforderlichen Gelenke in eine Vordehnung gebracht worden ist, erfolgt die Längenuntersuchung über die Extension im Ellenbogengelenk. Die Provokation wird über die Anspannung der Muskulatur in maximaler Dehnung erreicht.

Notizen

_____

_____

_____

_____

_____

_____

M. pronator teres

Funktionelle Weichteilbehandlung

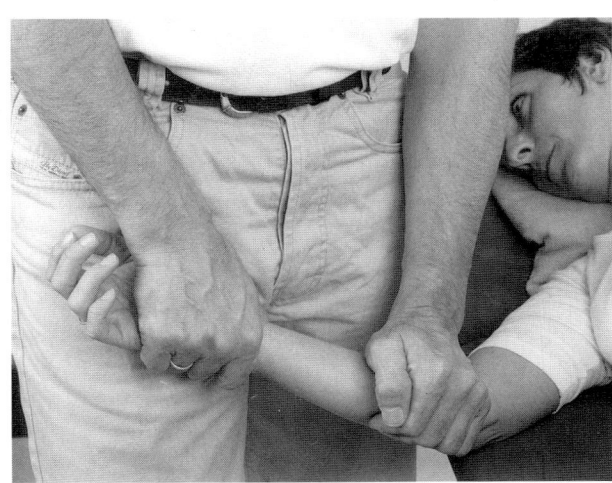

Die proximale Hand des **T** liegt mit dem Daumen oder dem Handballen am Muskelbauch des M. pronator teres und macht eine Querdehnung, während die distale Hand eine Supinations- und Extensionsbewegung mit dem Unterarm des **P** durchführt.

Notizen

5.4 Untersuchung und Behandlung der Hand- und Fingergelenke

Indikation

Eingeschränkte
und/oder schmerzhafte
Beweglichkeit
der Handgelenke

Orientierende Untersuchung

Inspektion
Aktive Bewegung

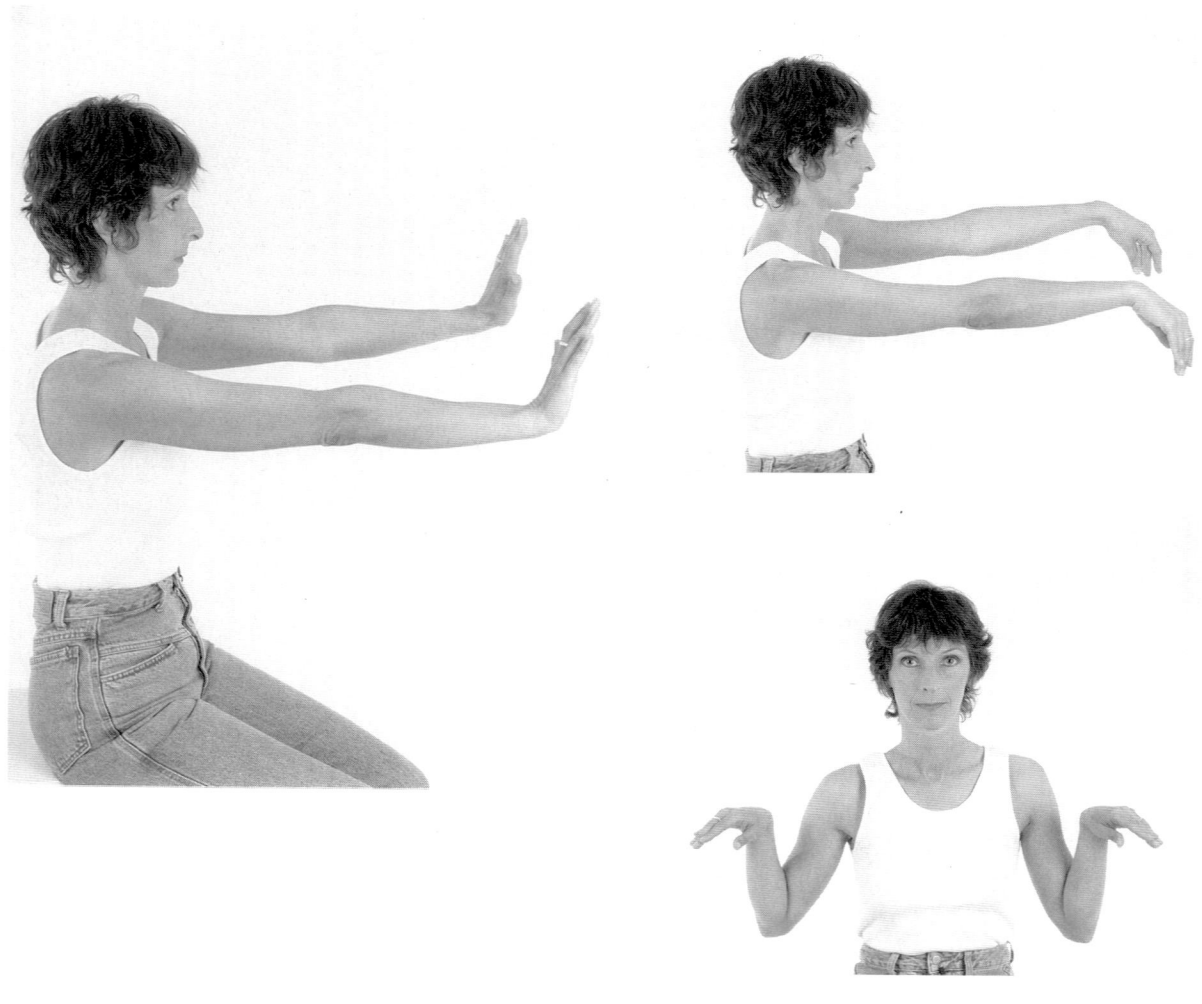

Notizen

Passive Bewegung
Schmerzprovokation

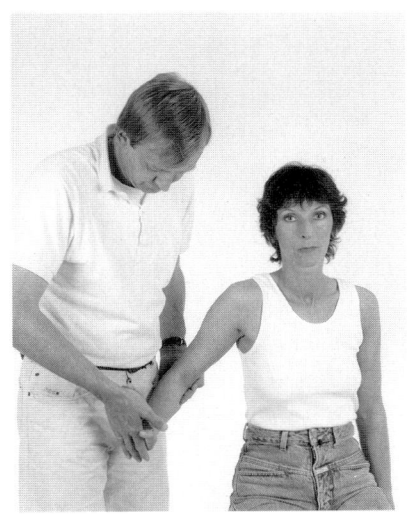 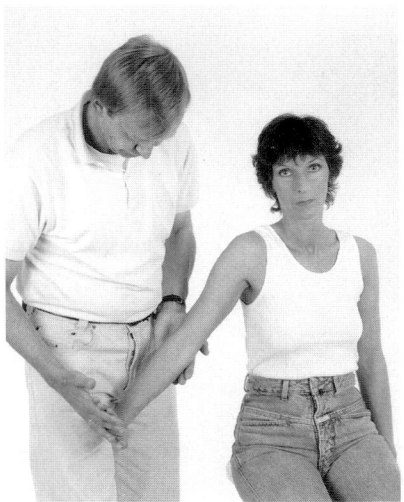 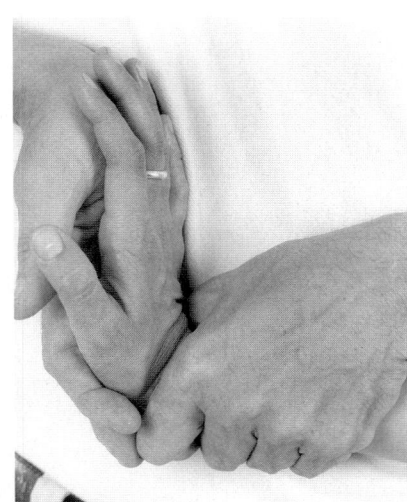

Der **T** beugt und streckt das Handgelenk des **P** in verschiedenen Beuge- und Steckstellungen des Ellenbogengelenkes.

Notizen

_____

_____

_____

_____

_____

_____

Radiocarpalgelenk

Gelenkspiel

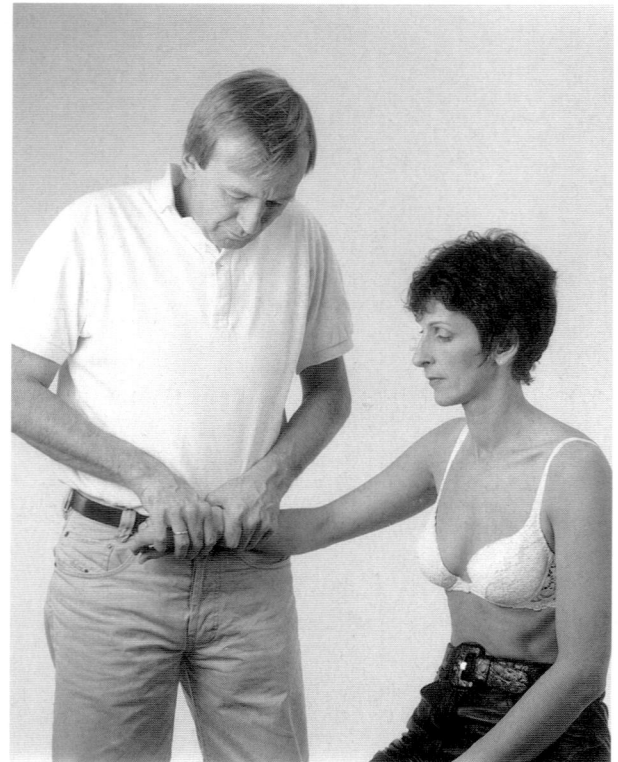

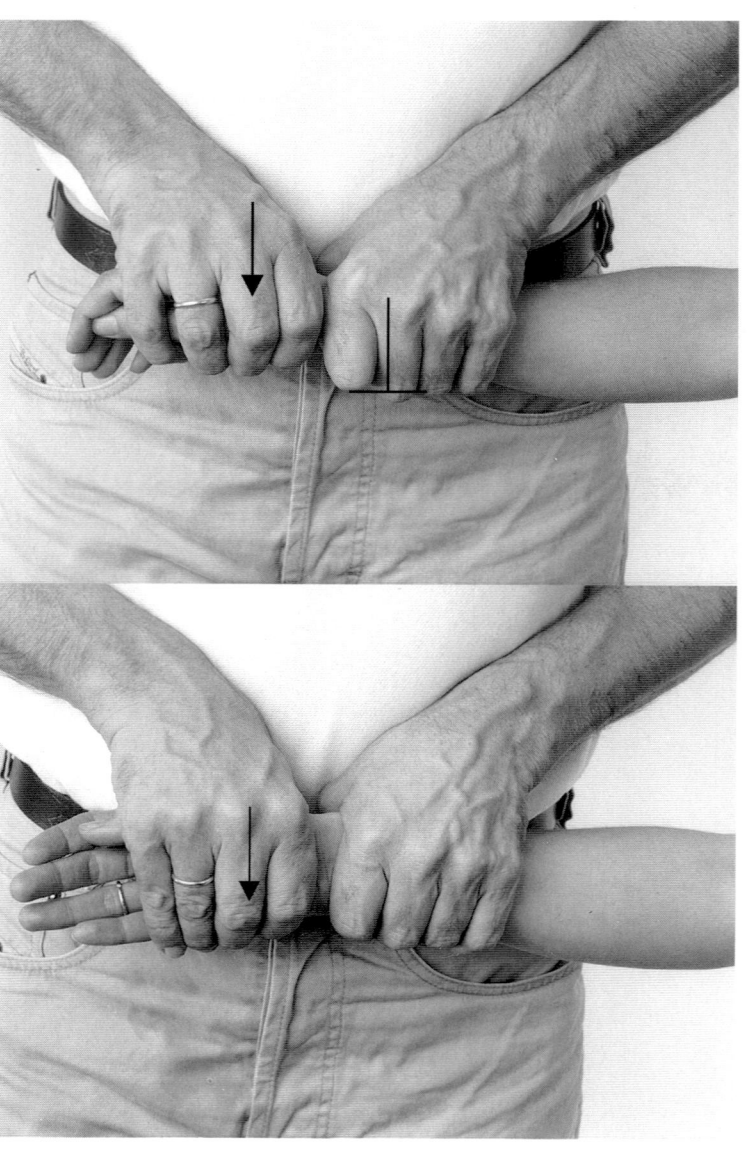

Der **T** fixiert mit der einen Hand den Radius und die Ulna so gelenkspaltnah wie möglich. Mit der anderen Hand umfasst er die proximale Reihe der Handwurzelknochen. Aus der jeweils aktuellen Untersuchungs- und Behandlungsstellung Ausgangsstellung kann eine Traktion sowie das Gleiten nach dorsal und volar und nach radial und ulnar getestet werden.

Notizen

prox Handwurzelreihe konvex
Radius scheint länger als Ulna (radialer Vorschub)
Radius ist auch nach distal länger (distaler
Vorschub) => Radius ist gewichtstragender Teil

Palmarflex → proximae größte Teil
Dext → distal größte Teil

Radiocarpalgelenk

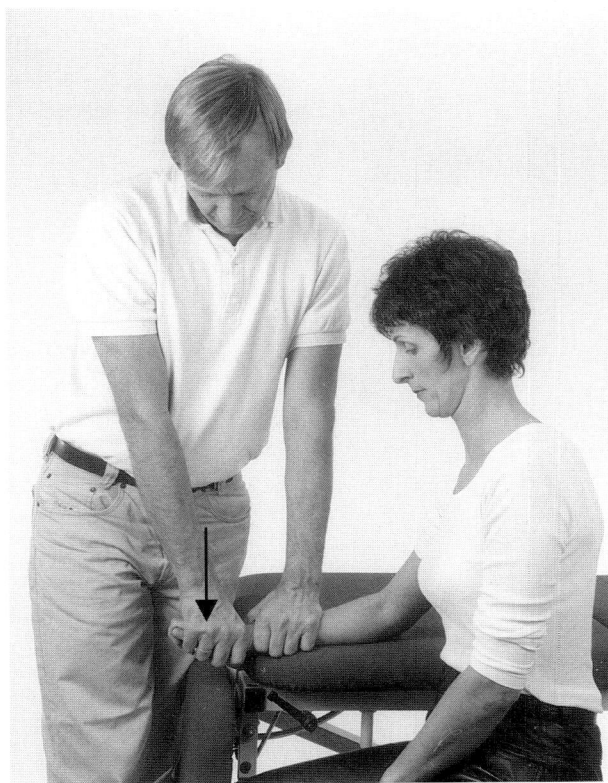

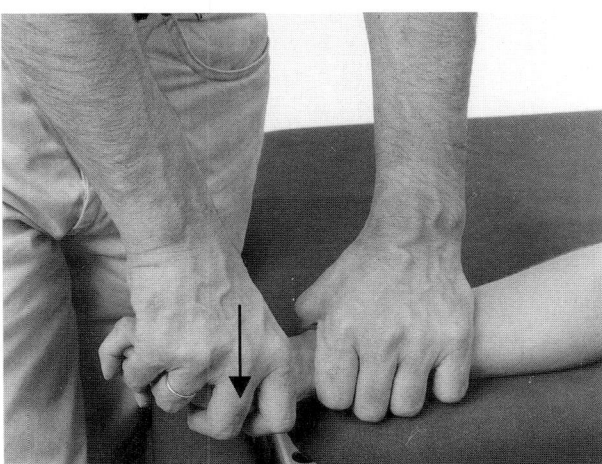

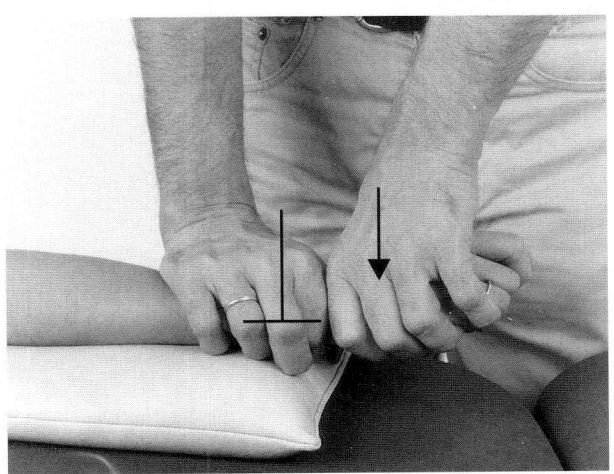

Die Fixation des Unterarmes erfolgt über die proximale Hand des **T**. Die distale Hand umfasst die proximale Reihe der Handwurzelknochen, stellt die aktuelle Behandlungsstellung im Handgelenk ein und führt die Gleitmobilisation z.B. nach volar für die eingeschränkte Extension durch.

Notizen

_____

_____

_____

_____

_____

_____

_____

Mittelhand

Indikation

Eingeschränkte(r)
und/oder schmerz-
hafte(r) Faustschluss
bzw. Öffnung der Hand

Orientierende Untersuchung

Inspektion
Aktive Bewegung

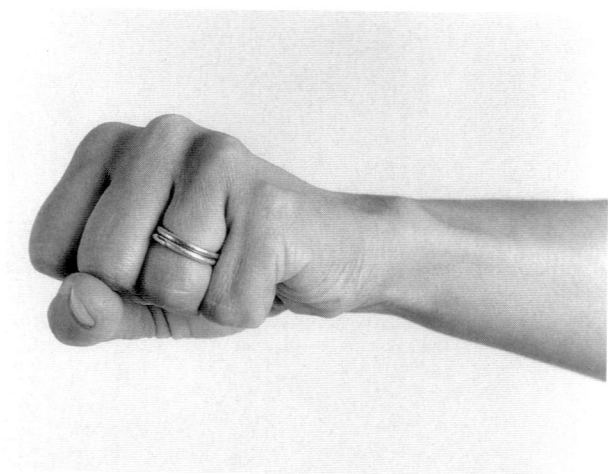

Notizen

bei Faustschluß zeigen die Finger in Richtung Scaphoid

Passive Bewegung
Schmerzprovokation

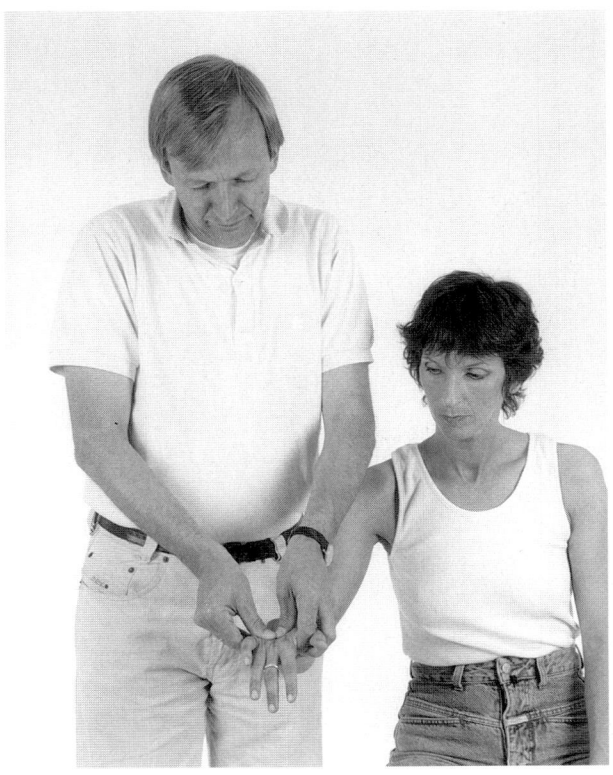
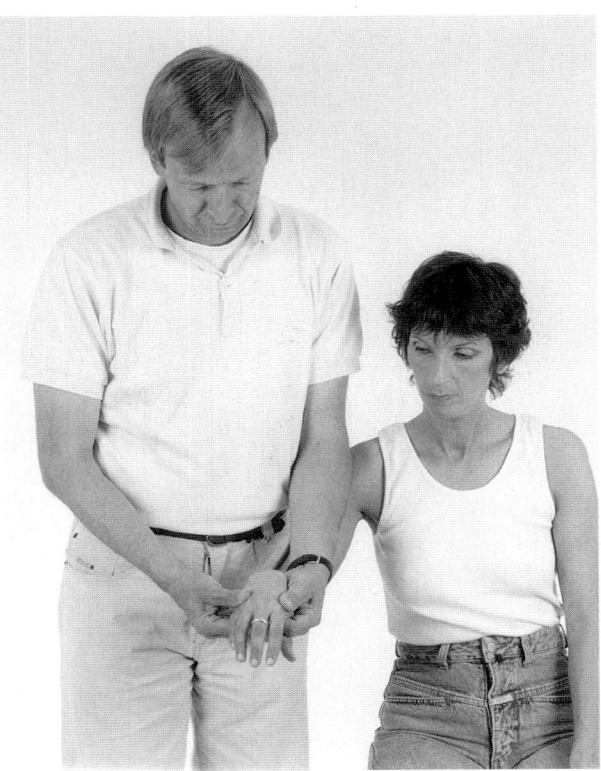

Notizen

Carpometacarpalgelenke
Intermetacarpalgelenke

Gelenkspiel

1.

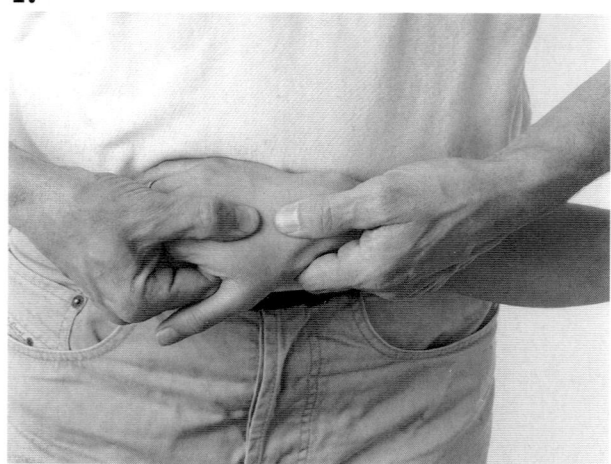

2.

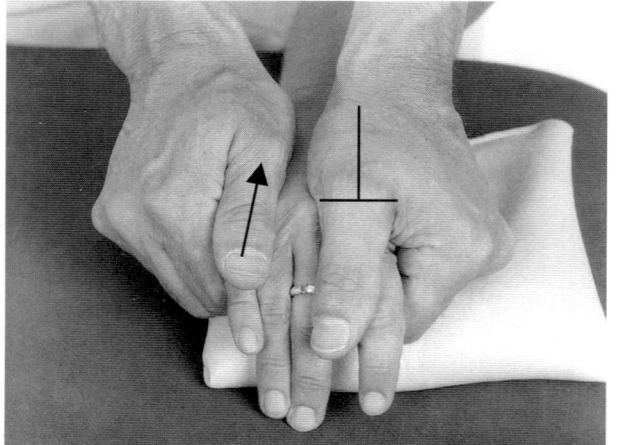

1. Der **T** fixiert mit dem Daumen und Zeigefinger der einen Hand einen Handwurzelknochen der distalen Reihe. Mit der anderen Hand führt er die Traktion des dazugehörigen Mittelhandknochens durch.

2. Der **T** bewegt die einzelnen Mittelhandknochen des **P** gegeneinander. Diese Technik wird im Bereich der Basen und der Köpfchen der Mittelhandknochen durchgeführt.

Notizen

_____
_____
_____
_____
_____
_____

Fingergelenke

Eingeschränkte
und/oder schmerz-
hafte Beweglichkeit
der Fingergelenke

Gelenkspiel
Mobilisation

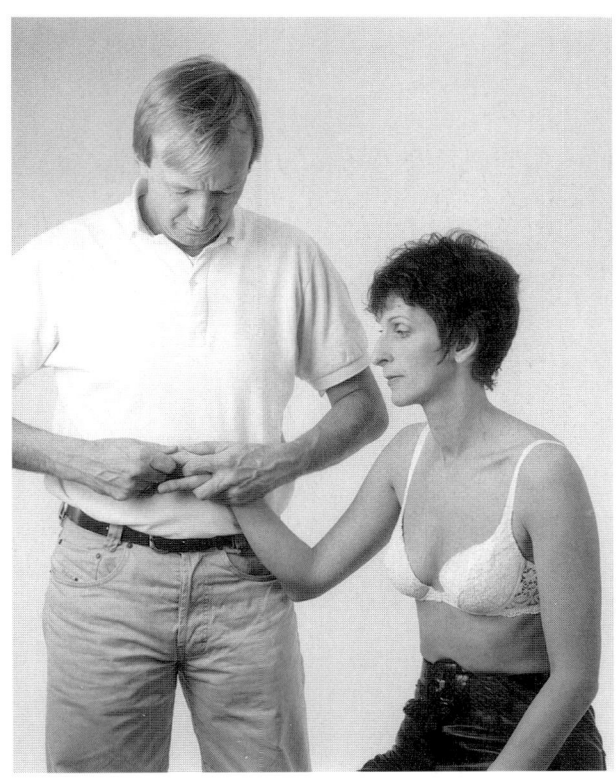

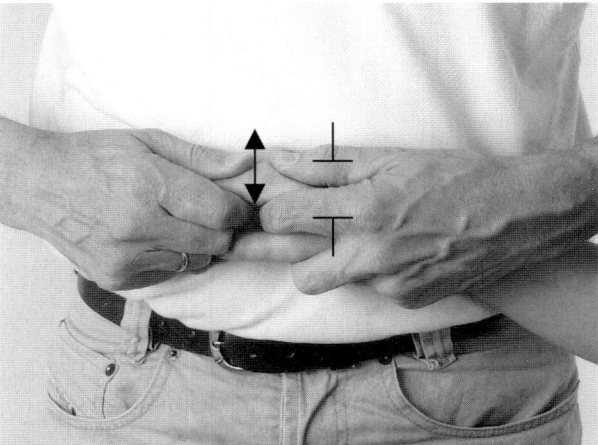

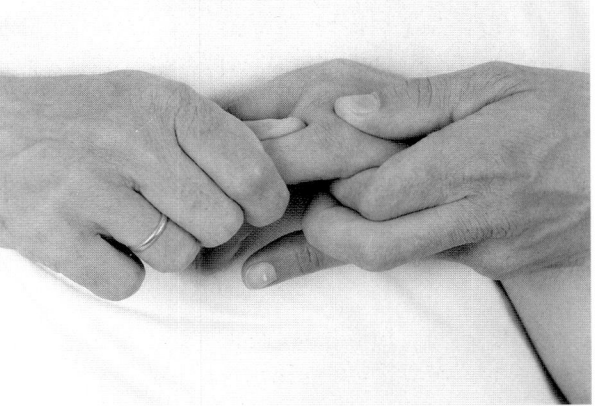

Der proximale Gelenkpartner wird immer so gelenkspaltnah wie möglich fixiert, während die andere Hand die translatorische Bewegung mit dem distalen Gelenkpartner durchführt.

Notizen

_____

_____

_____

_____

_____

_____

Daumensattelgelenk

Indikation

Eingeschränkte
und/oder schmerz-
hafte Beweglichkeit
der Fingergelenke

Orientierende Untersuchung

Inspektion
Aktive Bewegung

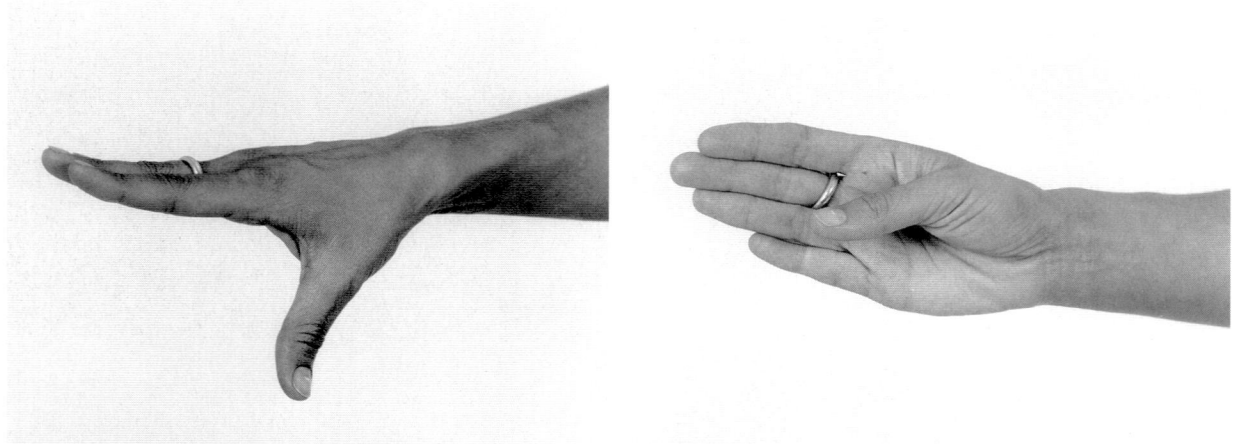

Notizen

**Gelenkspiel
Mobilisation**

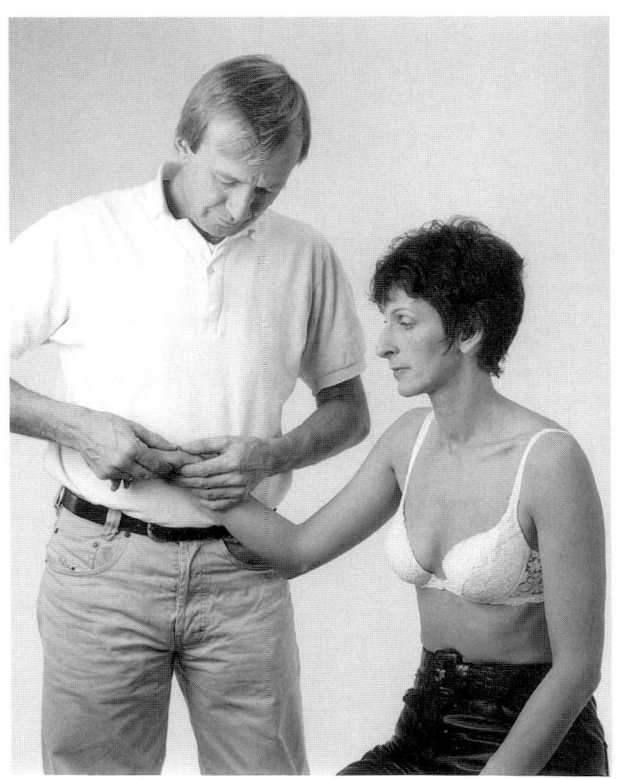
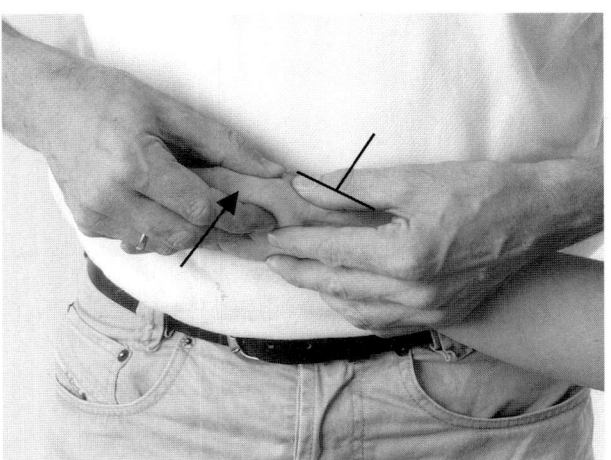

Der **T** umfasst und fixiert mit dem Daumen und dem Zeigefinger das Os trapezium und das Os trapezoideum. Mit der anderen Hand bewegt er das Os metacarpale I translatorisch gegen den fixierten proximalen Gelenkpartner. Die Bewegungsrichtungen sind radial und ulnar (Konvexgleiten für die Adduktion und Abduktion) sowie volar und dorsal (Konkavgleiten für die Flexion und Extension).

Notizen

Ext u. Flex Trapez konvex ?
(Abd. u. Add. Trapez konkav)

Flex / Ext → Pat. Handrücken an Therap. Bauch
Abd / Add → Kleinfingerseite an Therap. Bauch

5.5 Untersuchung und Behandlung des Hüftgelenkes

Eingeschränkte
Beweglichkeit und/oder
Schmerzen
im Hüftgelenk

Inspektion
Aktive Bewegung

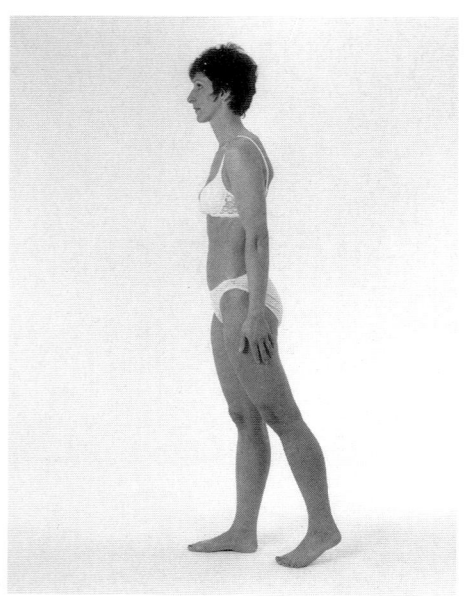
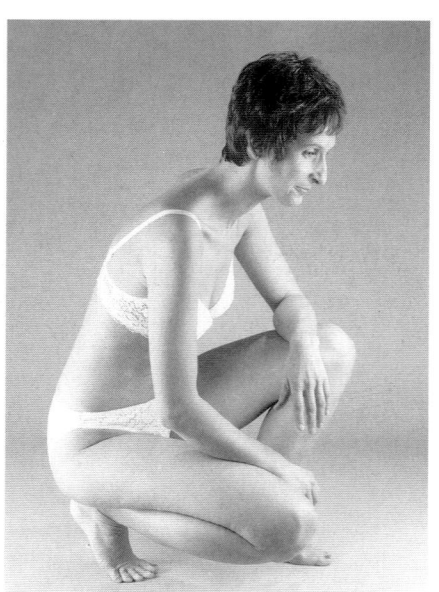

Notizen

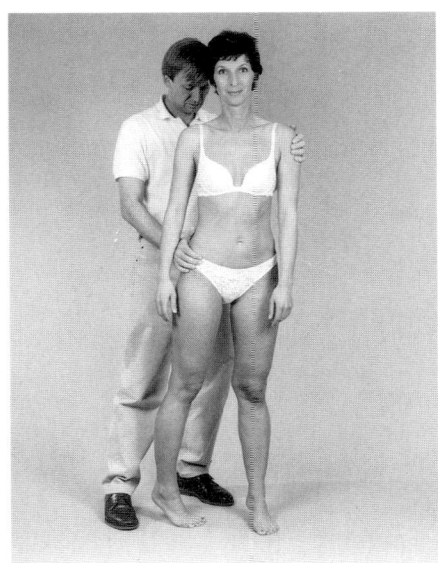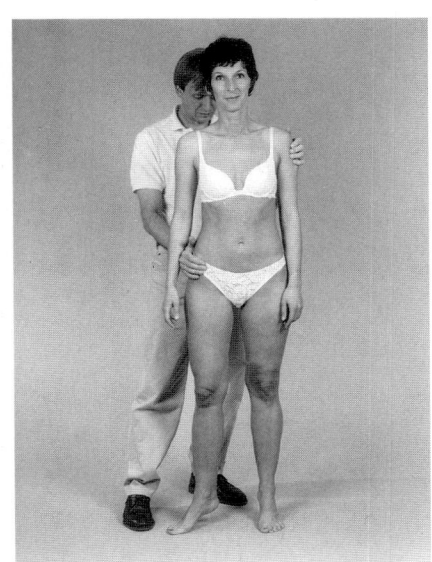

Der **P** belastet das betroffene Bein in verschiedenen Rotationsstellungen.

Notizen

mit gestreckten Knien Ferse „aufknallen" lassen

HG → IR mag Pat. nicht

LWS → Exc Rot u. Lat.flex in gleiche Richtung mag Pat nicht

ISG → wenn HG und LWS neg.

Passive Bewegung

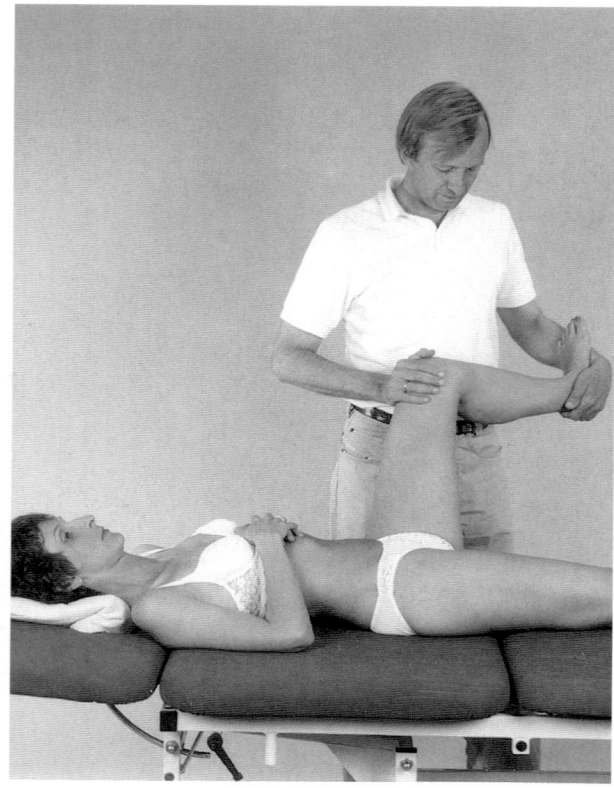
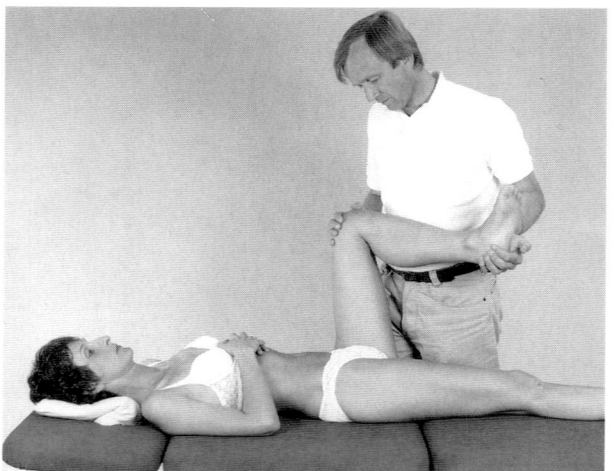

Der **T** führt alle Bewegungen in Hüftflexion aktiv und passiv im Seitenvergleich durch.

Notizen

Rotation in versch. 45 Her Pos. koren durch S+)

Passive Bewegung
Schmerzprovokation

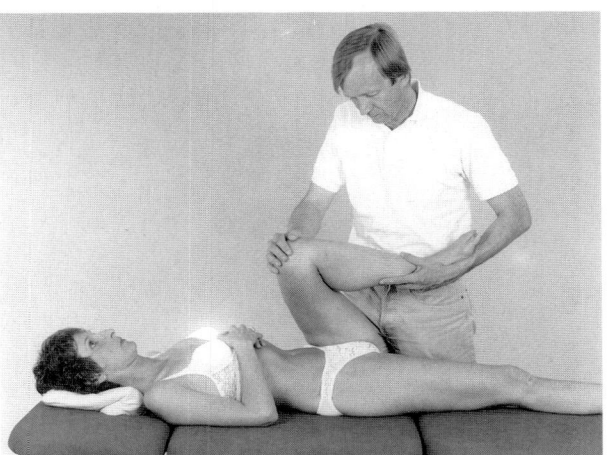

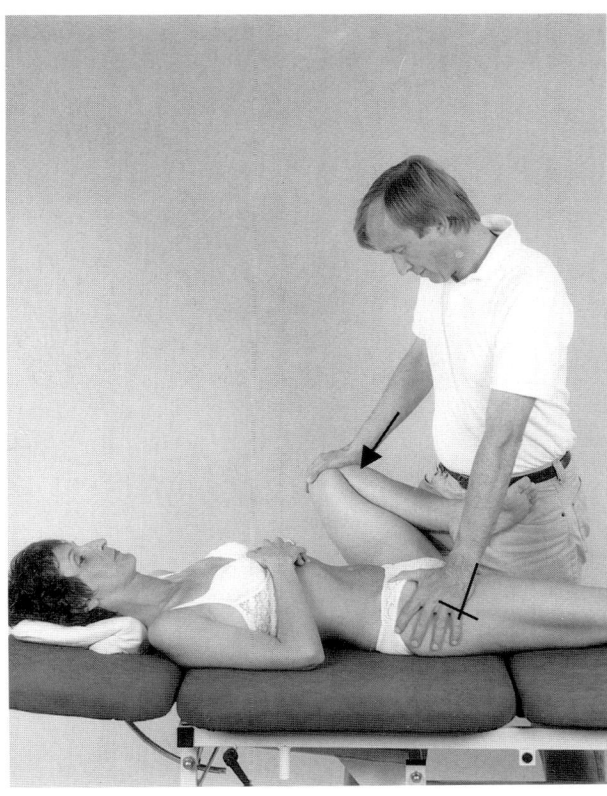

Der **T** führt eine maximale Flexion, Abduktion und Außenrotation (gekoppelte Bewegung) durch und verstärkt dann den Druck in diese Bewegungsrichtung. Eine weitere Schmerzprovokation ist die Bewegung in Flexion, Adduktion und Innenrotation (kombinierte Bewegung).

Notizen

Druck in versch. Beinstellungen geben

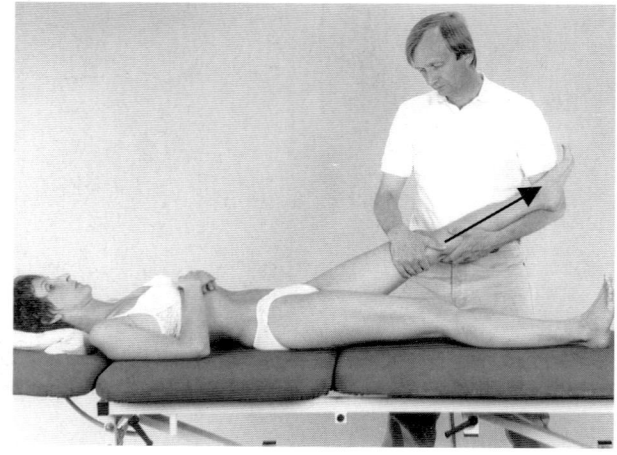 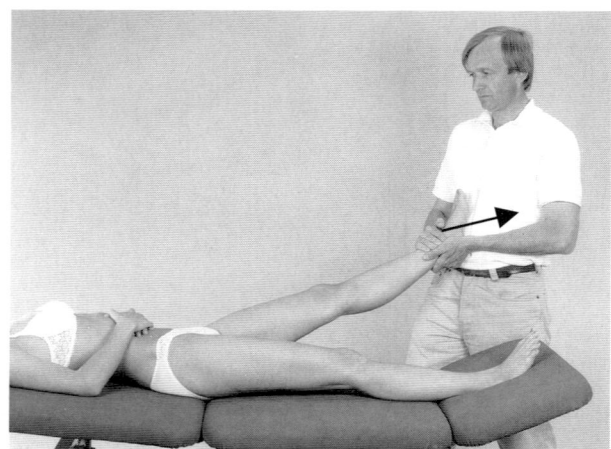

Bein anstellen, Gewicht ↓

Der **T** umfasst den Unterschenkel mit beiden Händen oberhalb des Sprunggelenkes. Das Kniegelenk ist gestreckt. Das Bein ist im Hüftgelenk in der aktuellen Behandlungsstellung. Durch eine Gewichtsverlagerung des **T** nach hinten wird das Gelenkspiel getestet bzw. die Mobilisation durchgeführt.

Bei Beschwerden im Kniegelenk kann der **T** auch den Oberschenkel des **P** in Höhe des Kniegelenkes fassen.

Notizen

Arie: RL, Therap. greift um OS nahe
angestelltes Bein am Hü (flächig - Add nicht
einklemmen); Therap. sitzt auf
Hocker und macht Traktion
zu sich ran (~ bei Kindern)
→ Therap. kann Bein über Schulter legen

Mm. adductores

Querdehnung
Funktionelle Weichteilbehandlung

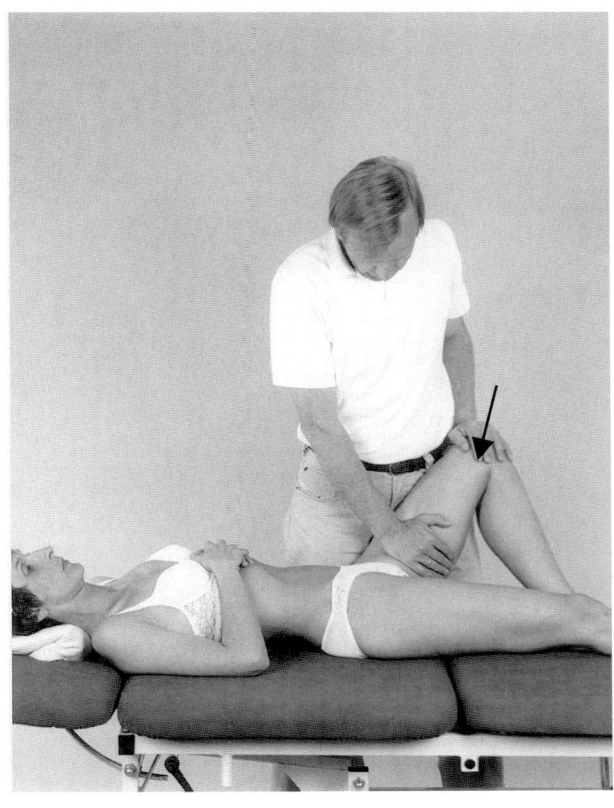
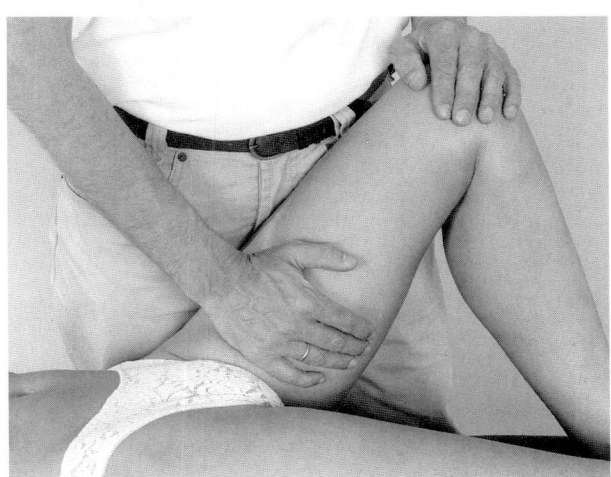

Der **T** stellt das betroffene Bein in die aktuelle Behandlungsstellung ein. Die eine Hand führt einen Schub mit dem Handballen quer zum Muskelverlauf durch. Bei der funktionellen Weichteilbehandlung bewegt die andere Hand des **T** gleichzeitig das Bein in eine Abduktion und Flexion.

Notizen

_____

_____

_____

_____

_____

_____

_____

5.6 Untersuchung und Behandlung der Fuß- und Zehengelenke

Eingeschränkte und/oder
schmerzhafte Beweglichkeit
des Fußes.

Inspektion

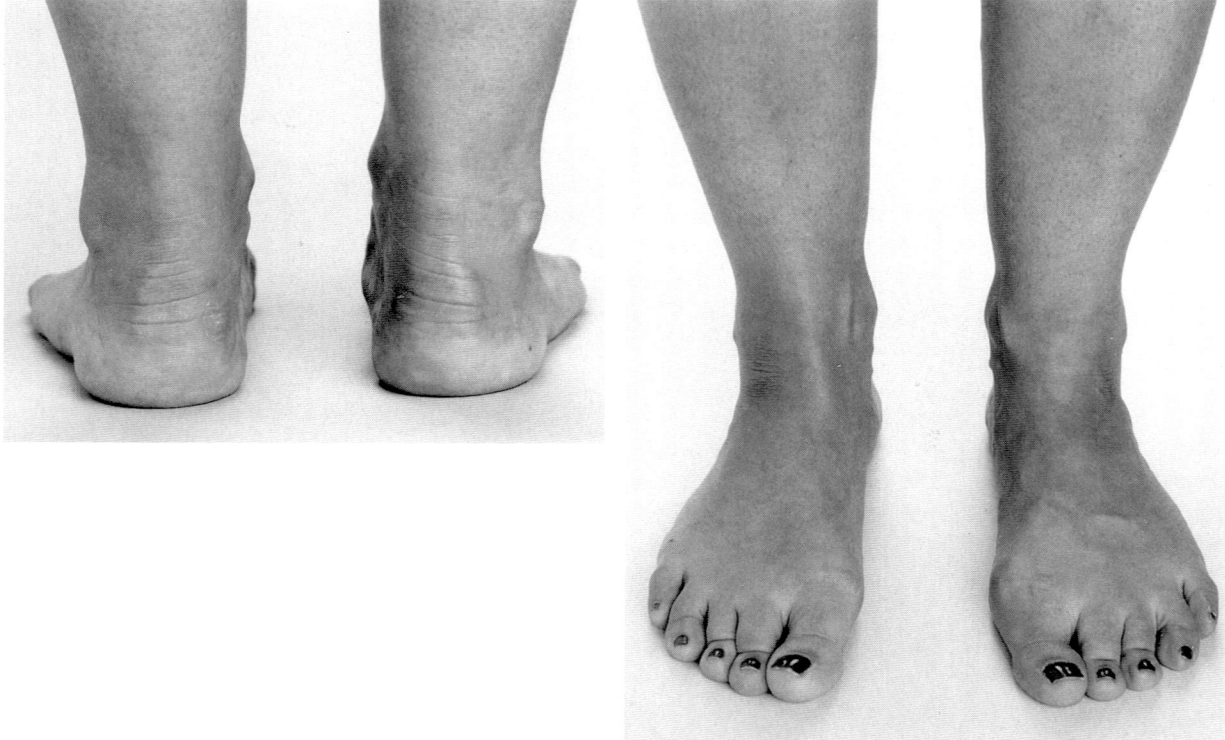

Notizen

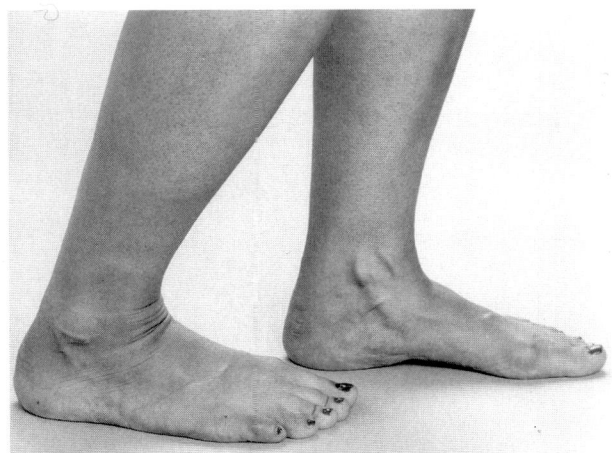 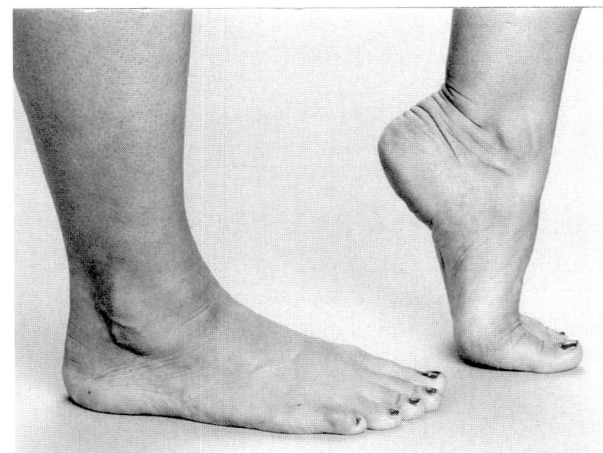

Notizen

_____

_____

_____

_____

_____

_____

_____

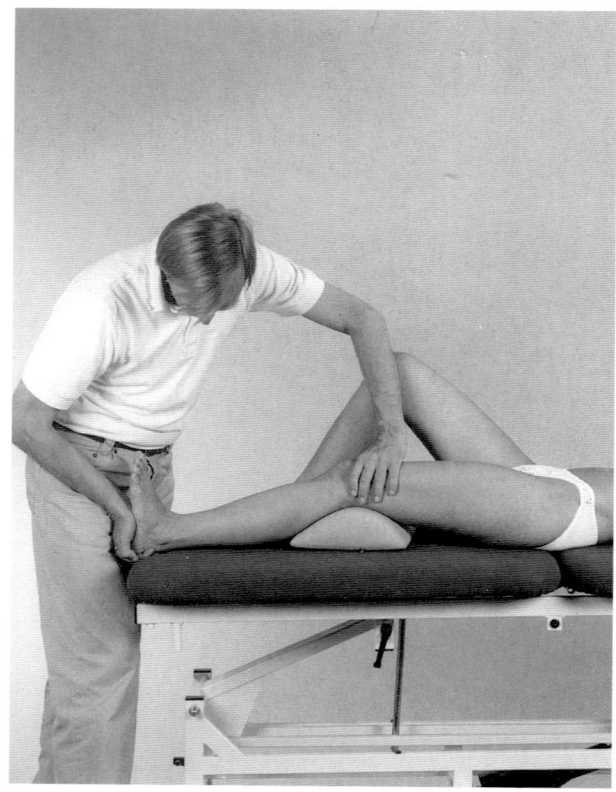
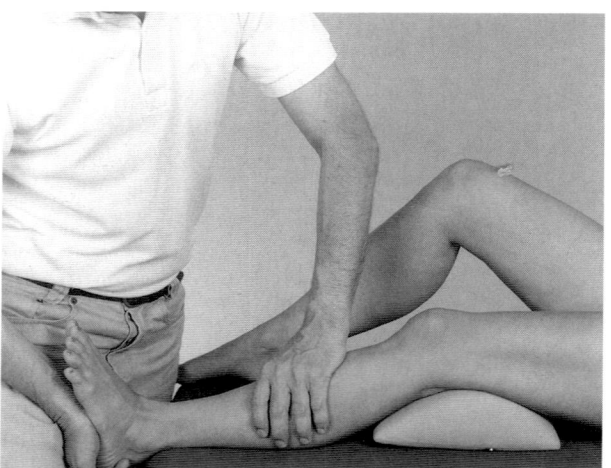

Der **T** fixiert mit der einen Hand den Unterschenkel des **P**. Die andere Hand liegt mit dem Handballen an dem Calcaneus an, so dass die Fußwurzelknochen und Zehen nicht berührt werden, und führt die Dorsalextension im oberen Sprunggelenk durch.

Notizen

Endgefühl Dext testen : weiches Endgefühl →
Gastrocnemius ausschalten (Knie unterlagern)
falls Endgefühl noch immer weich ⟶ ...
die Muskeln m. Flexor hallucis brevis ... ...
denken (bes. bei hallux valgus (rigidus)

→ bei weichem Endgefühl ist das Gelenk eher weniger ...

140

Oberes Sprunggelenk   *Dext*

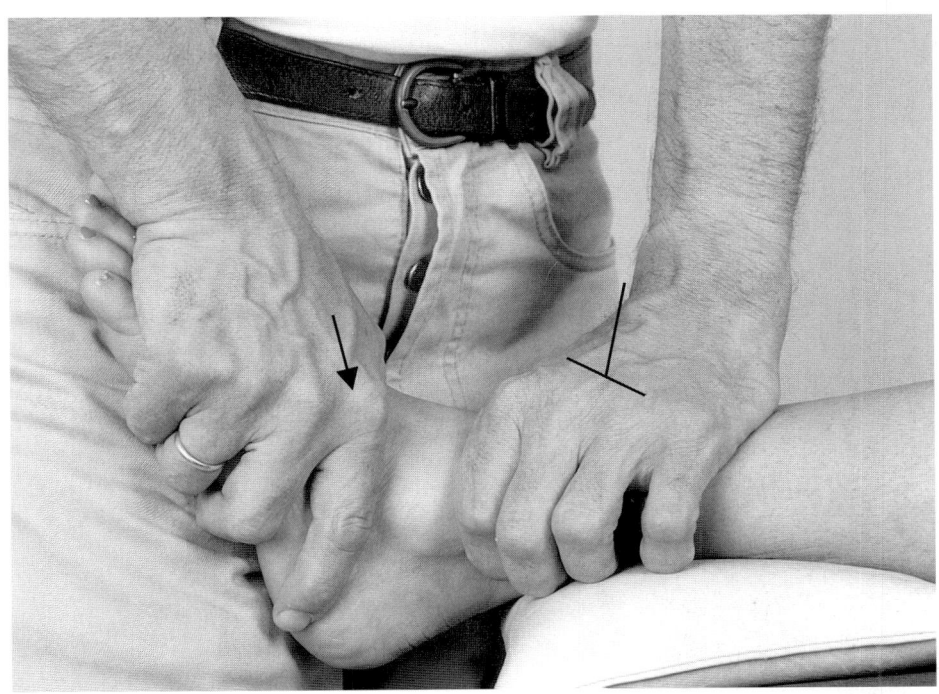

Der **T** fixiert mit der einen Hand den Unterschenkel des betroffenen Beines gelenkspaltnah. Die andere Hand umfasst den Fuß, so dass dieser sich durch Abstützen am Oberschenkel des **T** in der aktuellen Untersuchungs- und Behandlungsstellung befindet. Der Schub erfolgt über den Talus in dorsale Richtung.
Die Technik kann auch über die Tibia bei fixiertem Fuß durchgeführt werden.

1. in BL, Fuß im Überhang, Talus unterlagern, lumbrikaler Griff um Achillessehne
   a.d. Malleolen (nach ventral)
2. in RL, angestelltes Bein

Notizen

Achillessehne schützen (Sandsack, Fuß im
Überhang)
→ für eingeschränkte Dext nach dorsal gleiten
(siehe Pfeil oben) → konvexes Gleiten
gut: für Dext Hand u. Bein (Therap) benutzen

Oberes Sprunggelenk

Gelenkspiel
Mobilisation

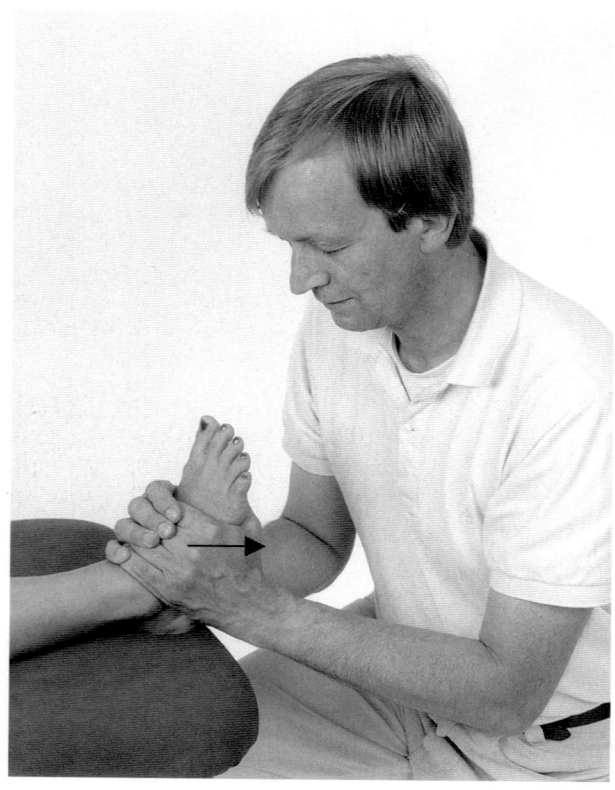

Der **T** legt eine Hand so, dass die Kleinfingerkante am Talushals anliegt. Die andere Hand umfasst die untere Hand. Die Traktion wird durch eine Gewichtsverlagerung des **T** nach hinten erreicht.

Notizen

Bild oben: untere Hand sollte von medial kommen, obere Hand von lateral (mit Kleinfingerkante von ca. nach caudal gleiten bis man auf den Talus u. fällt)

Oberes Sprunggelenk   *Pflex*

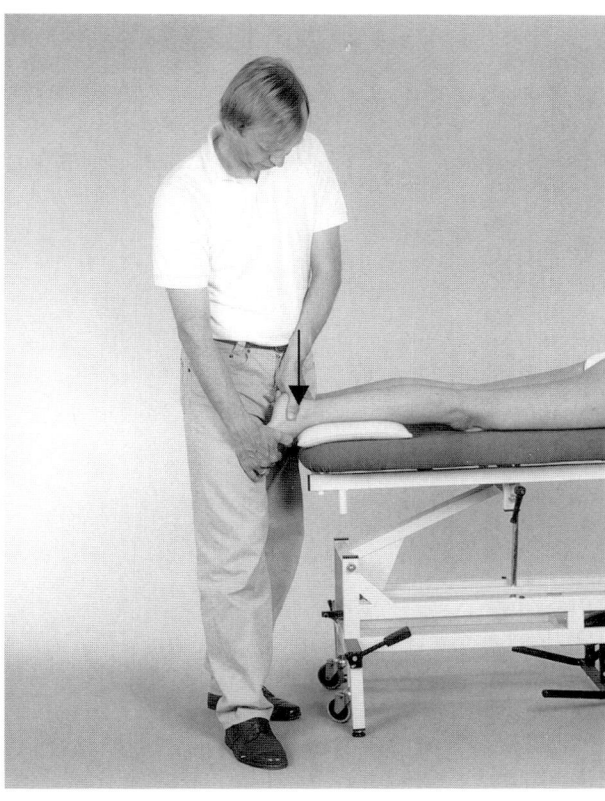
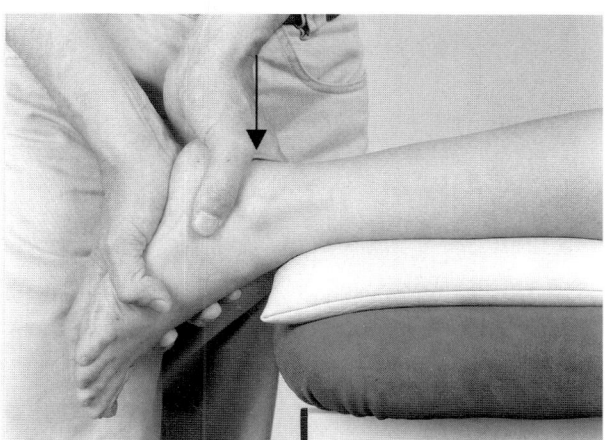

Der Unterschenkel des **P** ist auf einem Sandsack gelagert. Der **T** umfasst mit der einen Hand den Talus und Calcaneus. Mit der anderen Hand umfasst er den Vorfuß und stellt die aktuelle Untersuchungs- und Behandlungsstellung ein. Der Schub für die Untersuchung und die Behandlung erfolgt nach ventral.

Notizen

Unteres Sprunggelenk *Inversion / Eversion*

**Gelenkspiel
Mobilisation**

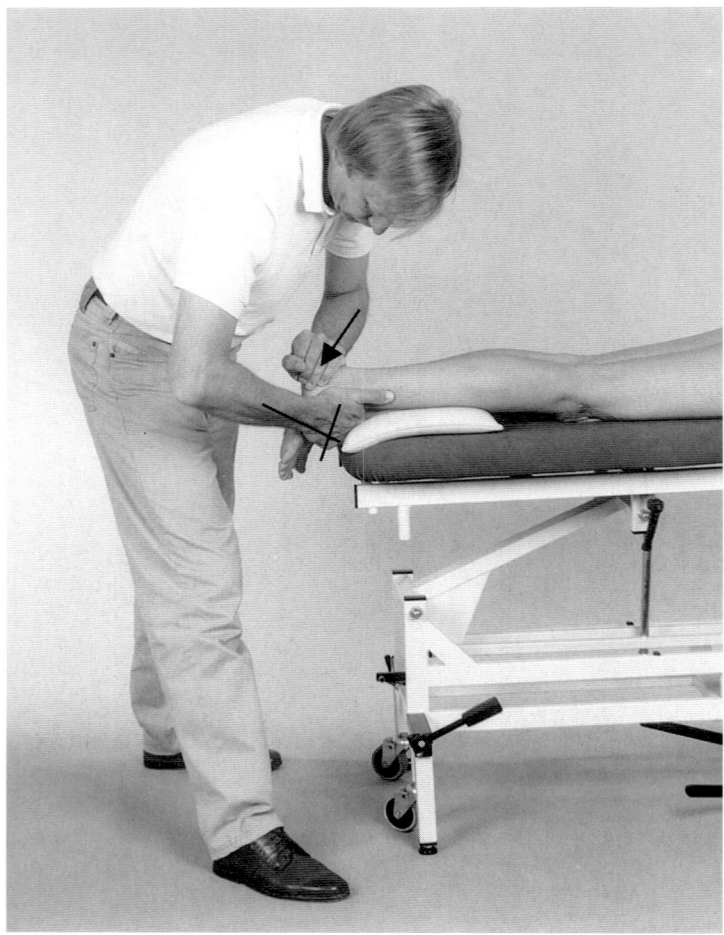

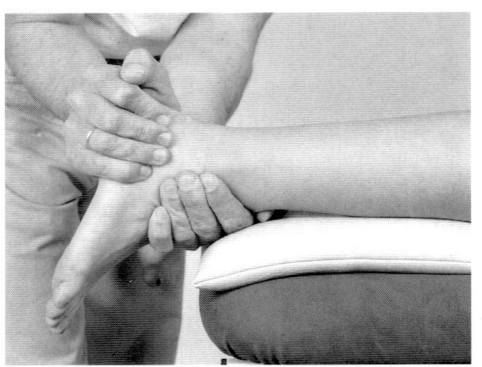

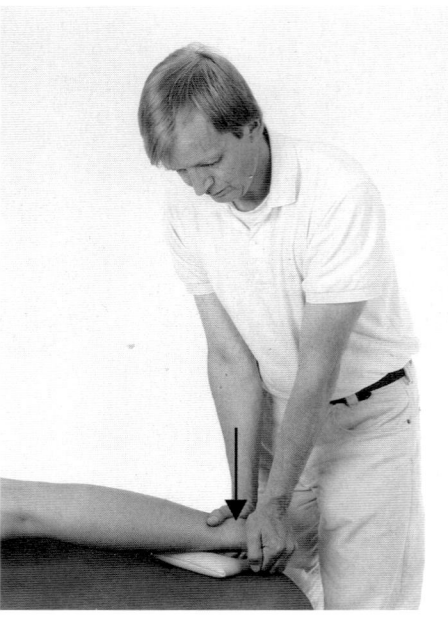

in SL

Der **T** fixiert mit der einen Hand den Talus des **P**. Mit der anderen Hand umfasst er den Calcaneus und untersucht und behandelt das untere Sprunggelenk durch einen Schub von medial nach lateral und umgekehrt.

Notizen

möglich in BL u. SL

→ für eingeschränkte Eversion nach lateral mobilisieren
→ für eingeschränkte Inversion nach medial mobilisieren

Test in RL einfacher
Bhdl. in BL / SL (SL für langanhaltende, intermittierende Bhdl.)

Proximales und distales tibio-fibulargelenk

Eingeschränkte und/oder schmerzhafte Beweglichkeit im Fuß oder Kniegelenk

Gelenkspiel
Mobilisation

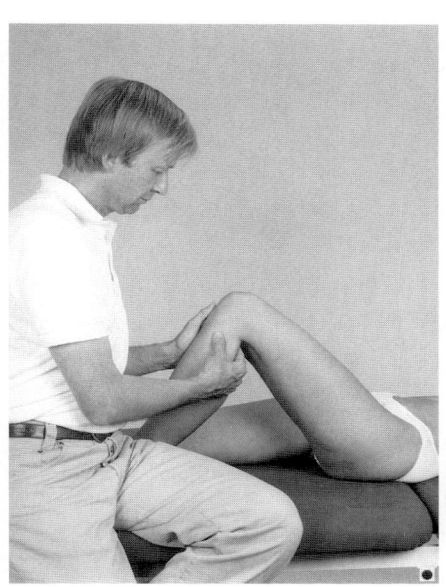
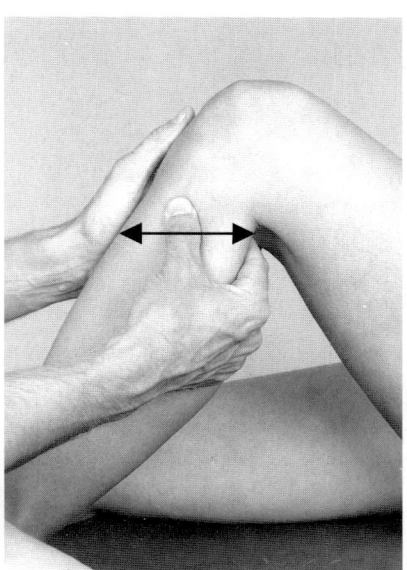
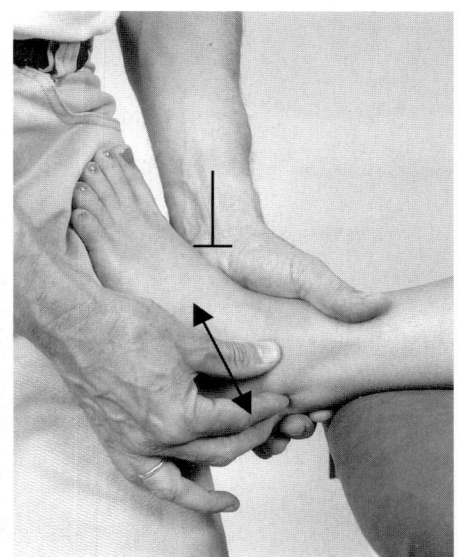

1. Der **T** umfasst mit den Fingern der einen Hand von dorsal das proximale Ende der Fibula und bewegt dieses nach ventral, lateral bzw. nach dorsal, medial. Die andere Hand fixiert die Tibia.
2. Der **T** umfasst mit den Fingern der einen Hand das distale Ende der Fibula und bewegt dieses nach ventral und dorsal.

Notizen

_____

_____

_____

_____

_____

_____

Mediale Reihe der Fußwurzelknochen

Eingeschränkte und/oder schmerzhafte Beweglichkeit im Fuß

Gelenkspiel
Mobilisation

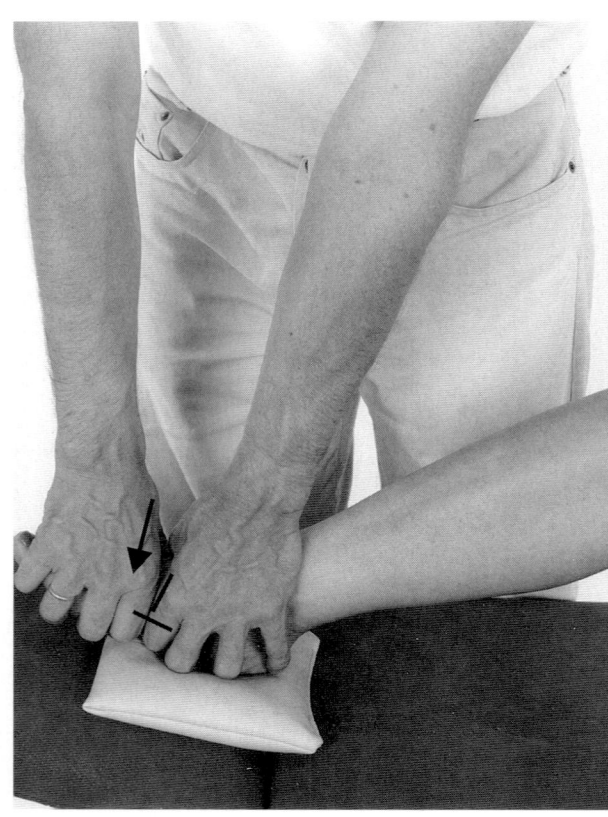
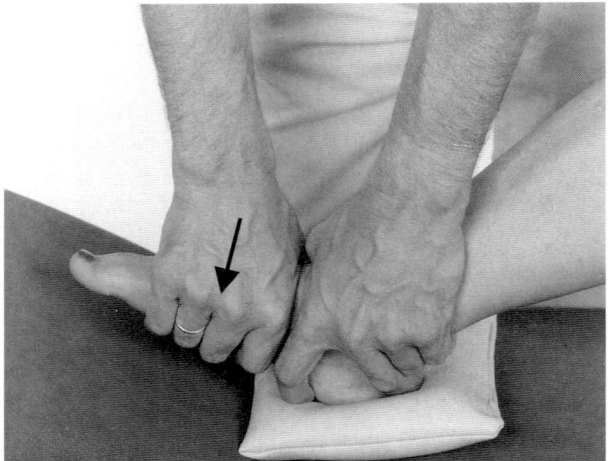

Der **T** umfasst mit der einen Hand einen Fußwurzelknochen so flächig wie möglich zur Fixation. Die andere Hand untersucht oder behandelt den angrenzenden, distal gelegenen Fußwurzelknochen durch einen Schub nach dorsal oder plantar.

Notizen

_____

_____

_____

_____

_____

_____

Mittelfuß

**Eingeschränkte
Beweglichkeit
und/oder Schmerzen
im Fuß**

**Gelenkspiel
Mobilisation**

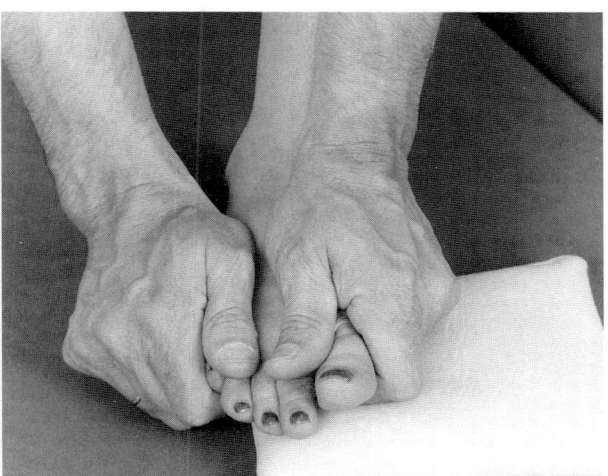

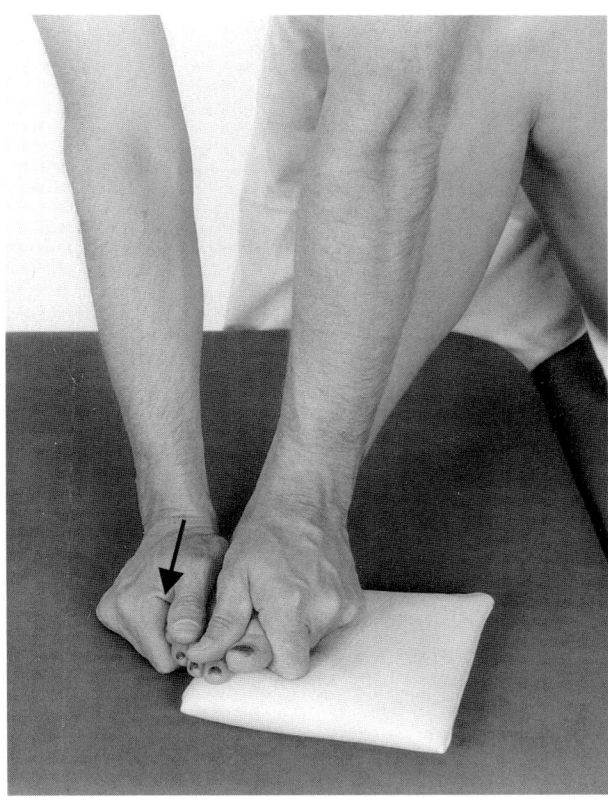

Der **T** fixiert einen Mittelfußknochen und bewegt den benachbarten dagegen nach dorsal und plantar. Diese Technik wird im Bereich der Basen und im Bereich der Köpfchen der Mittelfußknochen durchgeführt.

Notizen

Zehengelenke

Eingeschränkte und/ oder Schmerzhafte Beweglichkeit der Zehen

Gelenkspiel Mobilisation

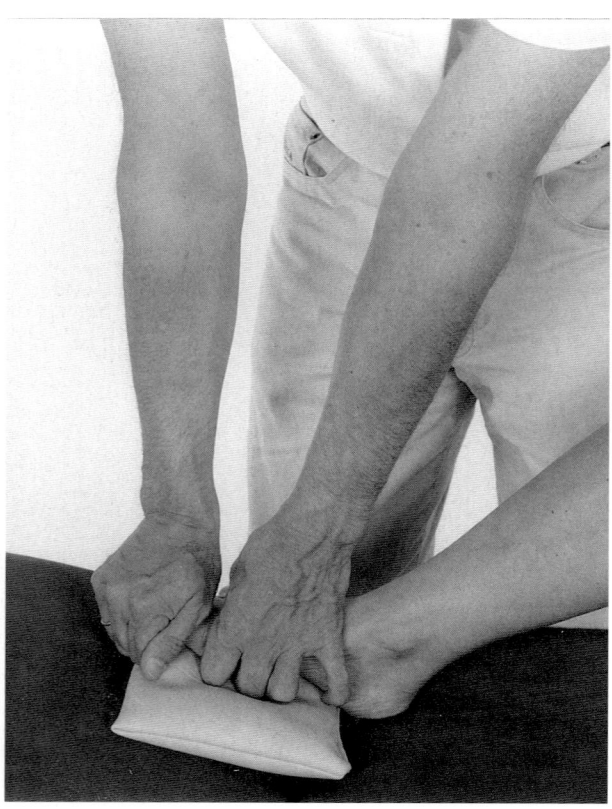
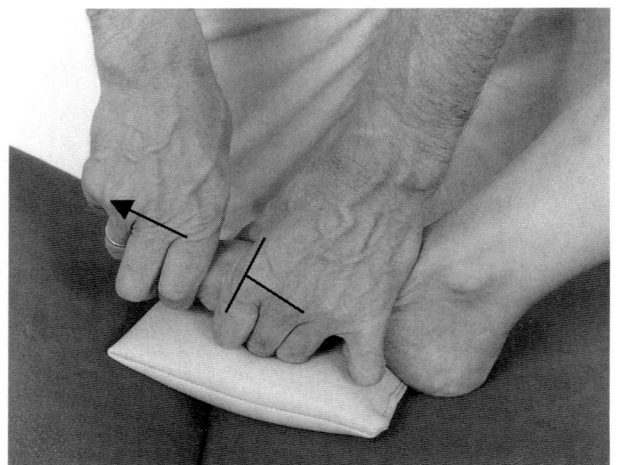

Der **T** umfasst zur Fixation so gelenkspaltnah wie möglich den proximalen Knochen des zu untersuchenden Gelenkes. Die Finger der mobilisierenden Hand liegen auch so gelenkspaltnah wie möglich am distalen Knochen und führen die Traktion oder das Gleiten jeweils aus der aktuellen Untersuchungs- und Behandlungsstellung in die verschiedenen Richtungen durch.

Notizen

_____

_____

_____

_____

_____

_____

_____

M. gastrocnemius und M. soleus

1.

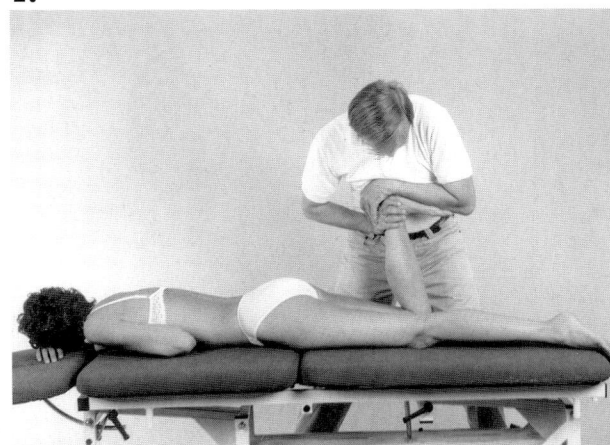

2.

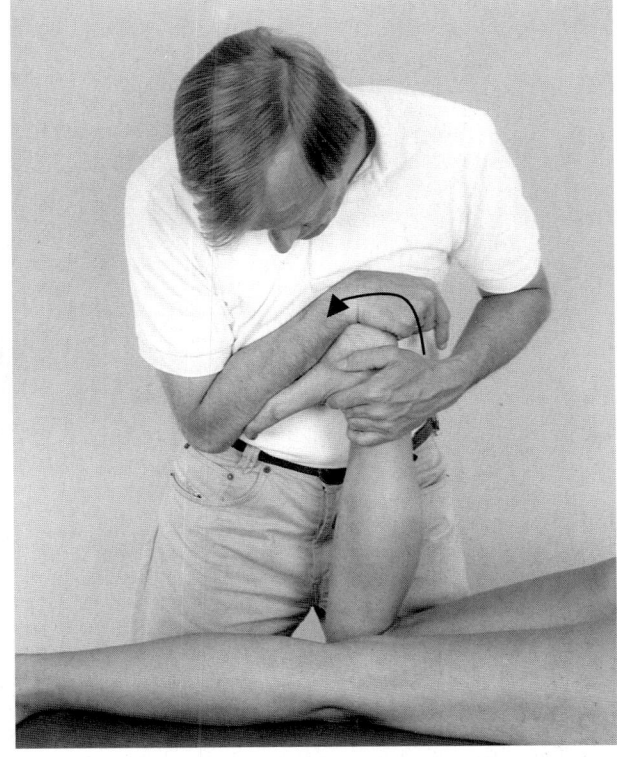

1. Der **T** stellt den Fuß des **P** in eine maximale Dorsalextension ein. Danach wird das Bein im Kniegelenk unter Beibehaltung der Dorsalextension gestreckt (M. gastrocnemius).
2. Der **T** führt eine maximale Dorsalextension im oberen Sprunggelenk durch. Das Bein ist im Kniegelenk flektiert (M. soleus).

Notizen

5.7 Untersuchung und Behandlung der Halswirbelsäule

Eingeschränkte und/
oder schmerzhafte
Beweglichkeit
der Halswirbelsäule

Inspektion
Aktive Bewegung

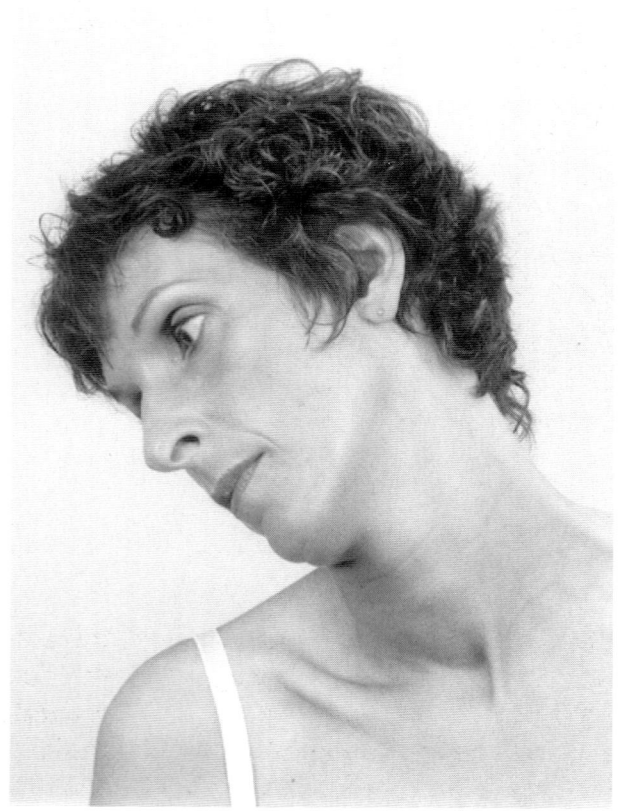 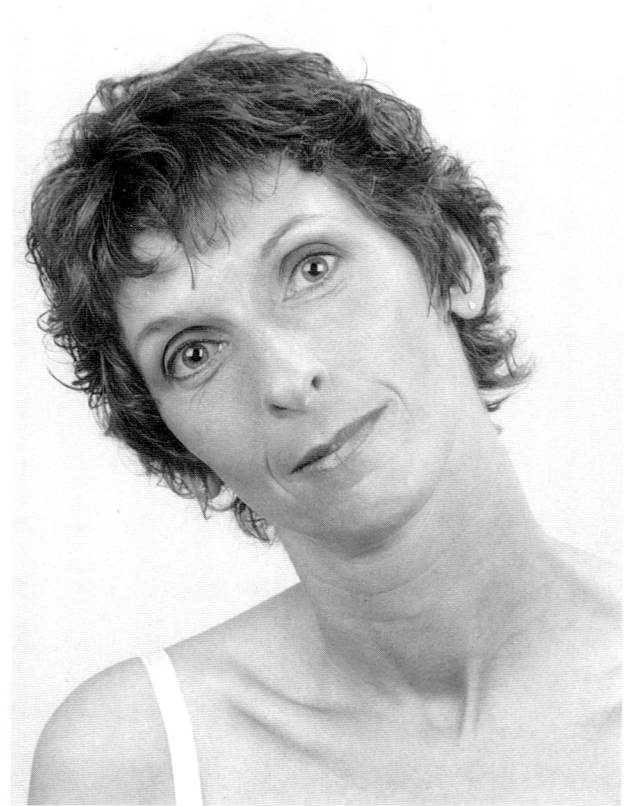

↳ Flex (hinten HWS): nok (Längenzuwachsproblem),
Divergenzproblem untere HWS, neural (Bandscheibe, Foramen,
Durazug), Lig. transversium
→ isolierte Rotation HWS zu 80-90% C1-C2 (Atlas/Axis)

Notizen

bei SN li ↳ re : nok. Levator, Trapez, Scaleni, Curse nok.
Divergenzproblem re, Konvergenzproblem li
Nerven (Prolaps HWS, Ausfälle distal)

↳ Ext (hinten an HWS) ⇒ Bandscheibe, Dornfortsätze
aufeinander (sehr selten), Konvergenzproblem,
nok ↳ in Annäherung (Aktivitätsproblem)

**Differenzierung HWS-
Schultergürtelmuskulatur**

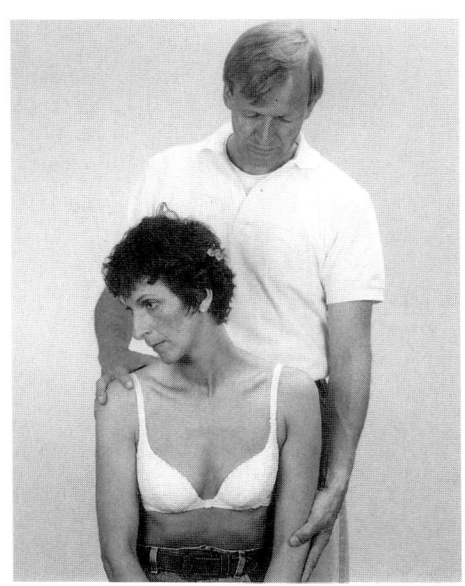

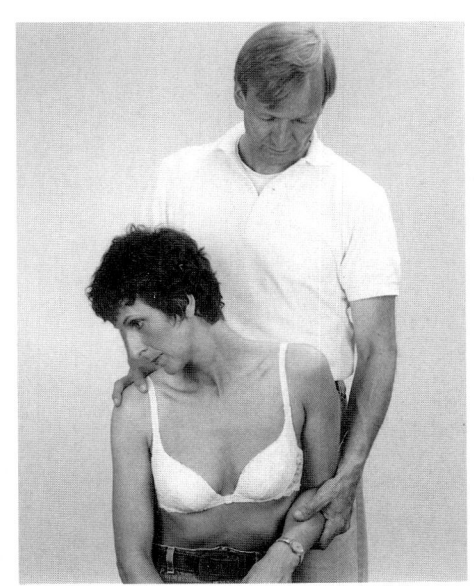

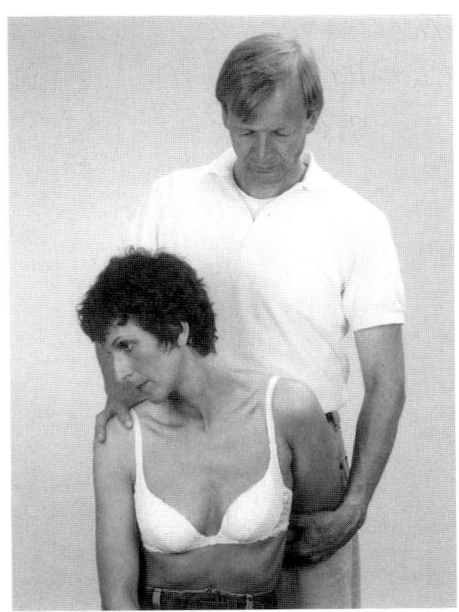

Der **P** führt eine Bewegung in die eingeschränkte oder schmerzhafte Richtung bis zur Bewegungsgrenze durch. Danach hebt der **T** den Schultergürtel an (M. trapezius) oder stellt den Arm in Innenrotation und Extension ein (M. levator scapulae). Dadurch wird eine Annäherung zwischen Ansatz und Ursprung dieser Muskulatur erreicht.

Notizen

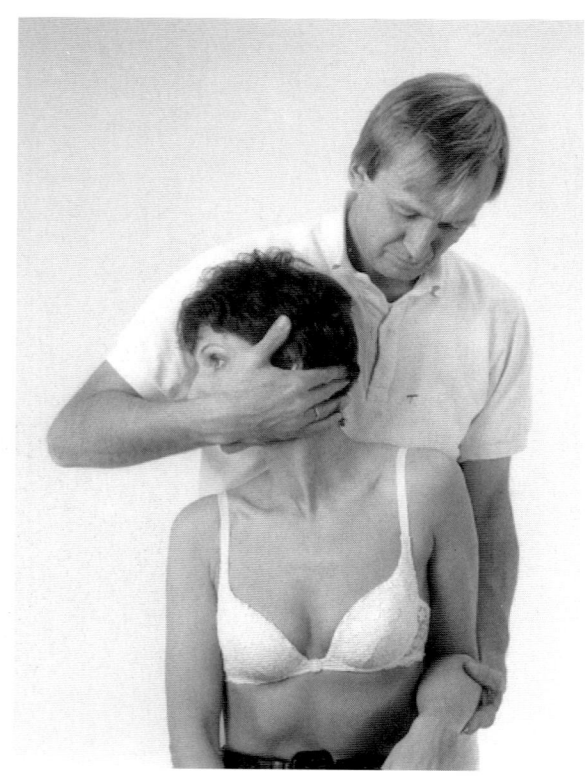

msk. Stop ?
Arm/Schulter anheben,
Bew. geht weiter →
Hinweis auf msk. Stop

Der **T** führt eine Rotation durch die gesamte HWS durch, vergleicht die Quantität und Qualität mit der aktiven Bewegung und nimmt das Endgefühl auf.

Facette: 4 *bei gekoppelter Bew*
4 *nimmt ab bei kombinierter Bew* } *bei Divergenzproblem*

Notizen

Rot mit 4 (re) bei Rot (re) → Beurteilung Bew. ausmaß und Harmonie
der Bew.: „Zahnrad" bei Facettenproblem, Endgefühl hart, Schmerz
am Ende der Bew. ; muskuläres Problem (re), Bew. harmonischer,*
Schmerz nimmt mit Bew zu, Endgefühl fest-elastisch
→ untere HWS und CTÜ : Konvergenz (Provokation) Sf, SN + Rot gleichsinnig
(„Dreifachkinn" und auf die Scapula gucken (hinter die Schulter))
   * Aktivitätsproblem → Provokation durch SL/SN

Untere HWS
Wirbelbogengelenke

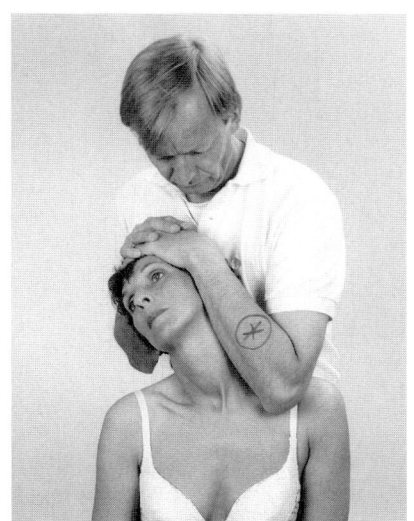 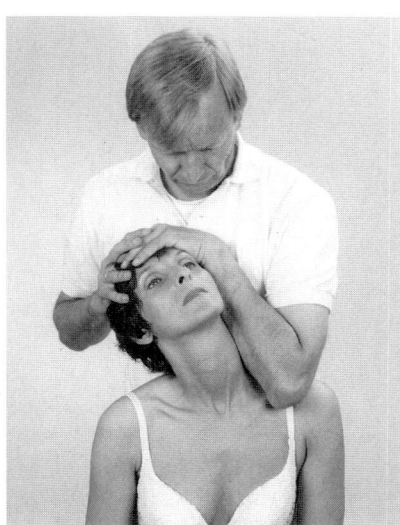 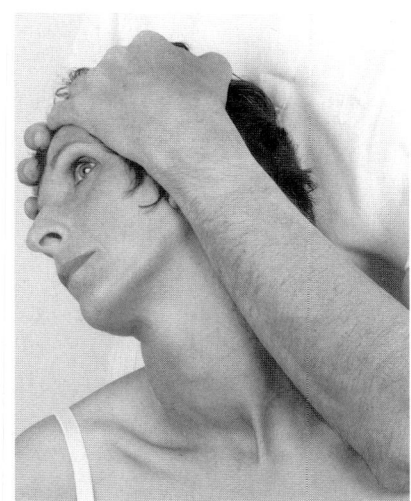

Der **T** führt den Kopf des **P** und die HWS unter Betonung der Seitneigung in eine gekoppelte und anschließend in eine kombinierte Bewegung. Axialer Druck von oben kann die Schmerzprovokation verstärken. (Facettengelenk)

→ axialer Druck : ✳ Arm gibt die Richtung an

Notizen

_____

_____

_____

_____

_____

_____

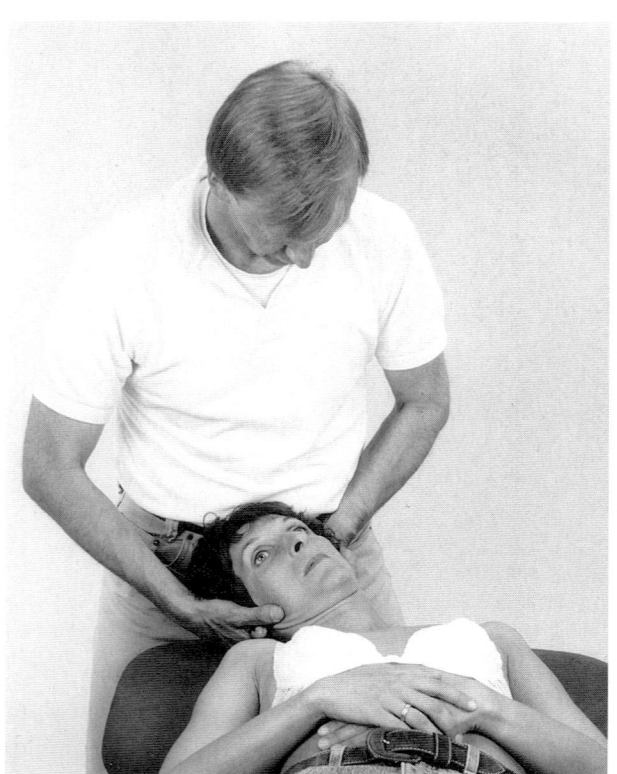 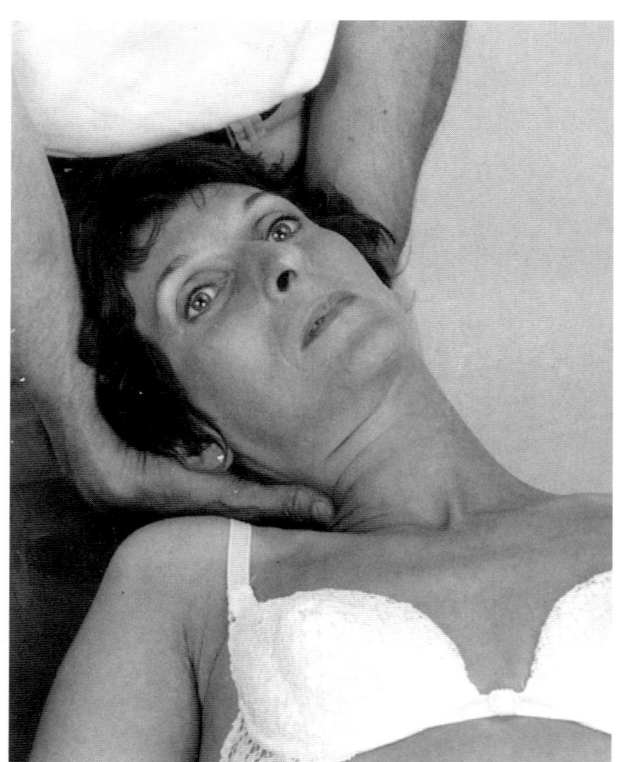

Der **T** führt mit beiden Händen den Kopf und die HWS des **P** in eine Seitneigung mit gleichsinniger Rotation (gekoppelte Bewegung).

Notizen

Pat. lagern, daß er entspannt liegen kann

Therap. nicht Kopfgewicht halten, sonst kann er nicht gut palpieren

HWS Flex - Rot + Lat.Flex re → ↓ re könnte sein: Konvergenzproblem,
lange/kurze Musk.systeme oder Kapsel

Aste s.o. ↓ li könnte sein: Divergenzproblem, lange/kurze
Musk.systeme oder Kapsel

**Schmerzprovokation der Gelenke
der Halswirbelsäule
Endgefühl
Gelenkspiel**

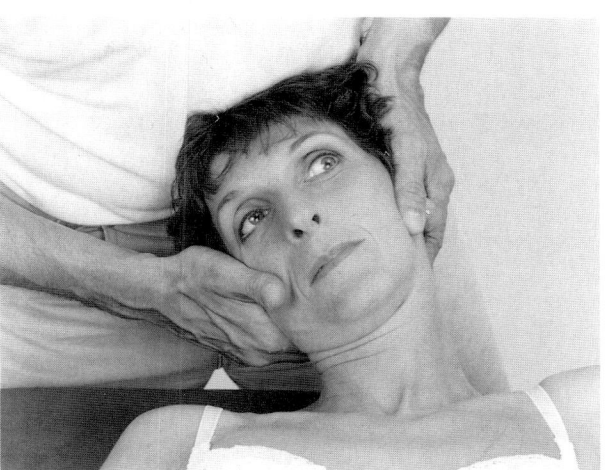

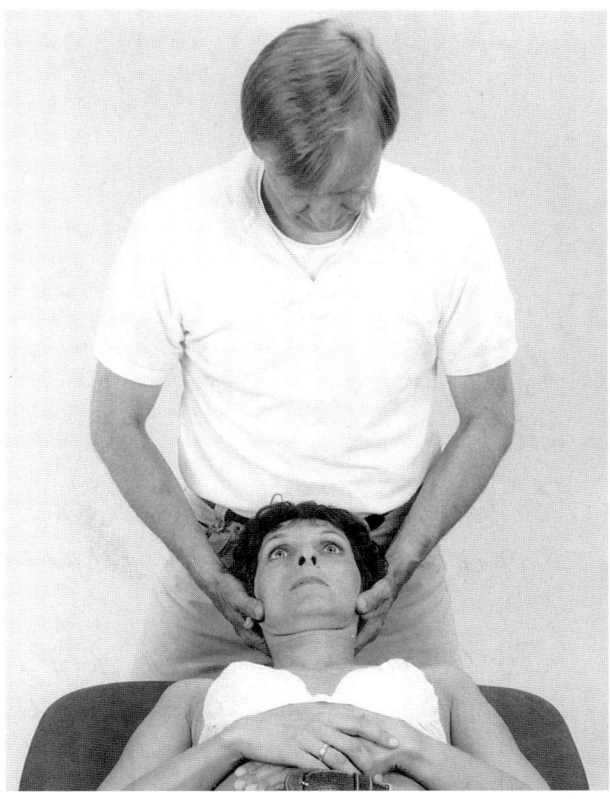

Der **T** führt mit beiden Händen den Kopf und die HWS des **P** in eine Seitneigung mit einer gleichsinnigen Rotation (gekoppelte Bewegung).
Mit dem Zeigefinger der seitneigungszugewandten Hand führt der **T** interarcual in dem zu untersuchenden Segment einen Druck von lateral nach medial zur anderen Seite durch. *→ Provokation*
Dieses wird im Seitenvergleich oder im Segmentvergleich von cranial nach caudal durchgeführt. Durch die Druckerhöhung in gekoppelter Einstellung kommt es in dem zu untersuchenden Segment zur Schmerzprovokation zur Aufnahme des Endgefühls und durch eine Bewegung der cranialen Hand nach dorsal / caudal zur Aufnahme des Gelenkspiels.
≙ gleiten in Richtung Konvergenz

Notizen

→ HWS in Flex → Divergenz der Dornfortsätze ; Finger ist Umdrehungsachse

⊕ aufklappen

Gelenkspiel
Mobilisation

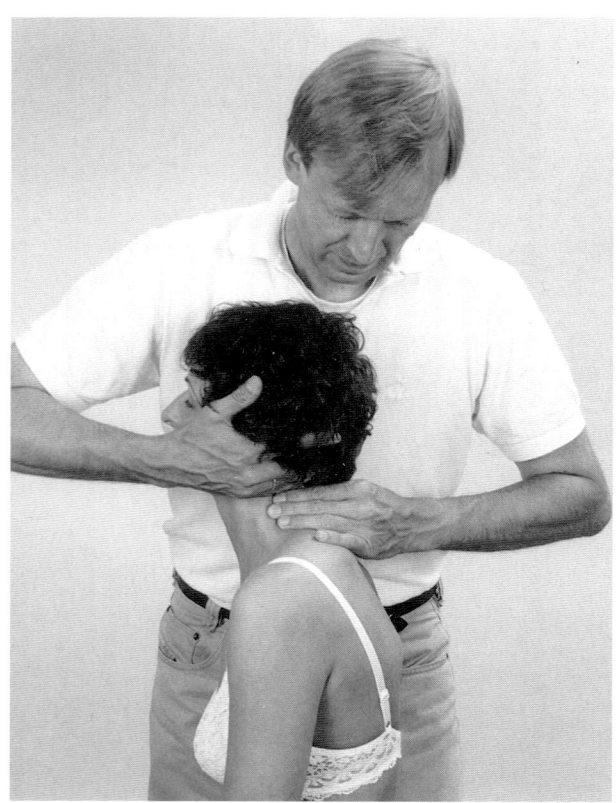

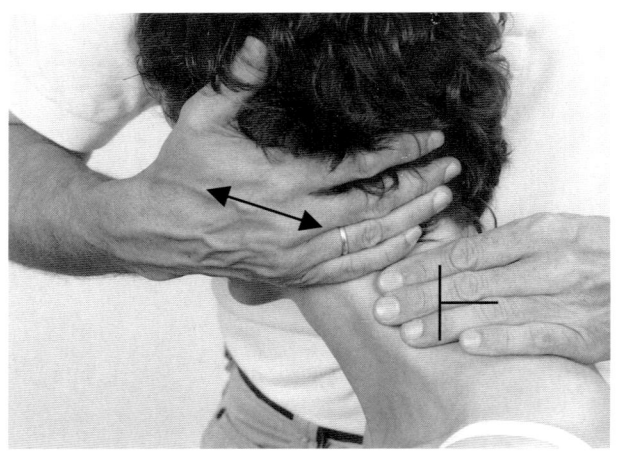

Pat hat links ein Divergenzproblem
(indirekte Bhdl. re einen Konvergenzproblem)

Divergenzproblem ⇒ Facette steht in
*   Schließung und*
*   will nicht öffnen!*

Mit der einen Hand umfasst der **T** den Kopf und die HWS des **P** bis zum cranialen Wirbel des zu behandelnden Bewegungssegmentes. Die andere Hand des **T** liegt mit einem Finger an dem unteren Wirbel des zu untersuchenden Segmentes, so dass die Bewegung des cranialen Wirbels zum caudalen palpiert oder fixiert werden kann. Die craniale Hand führt die Bewegung nach dorsal / caudal bzw. ventral / cranial durch.

Konvergenzproblem   Divergenzproblem
(im Bild oben für die li Seite)

Notizen

5.8 Untersuchung und Behandlung der BWS

Inspektion und Orientierungspunkte der Brustwirbelsäule

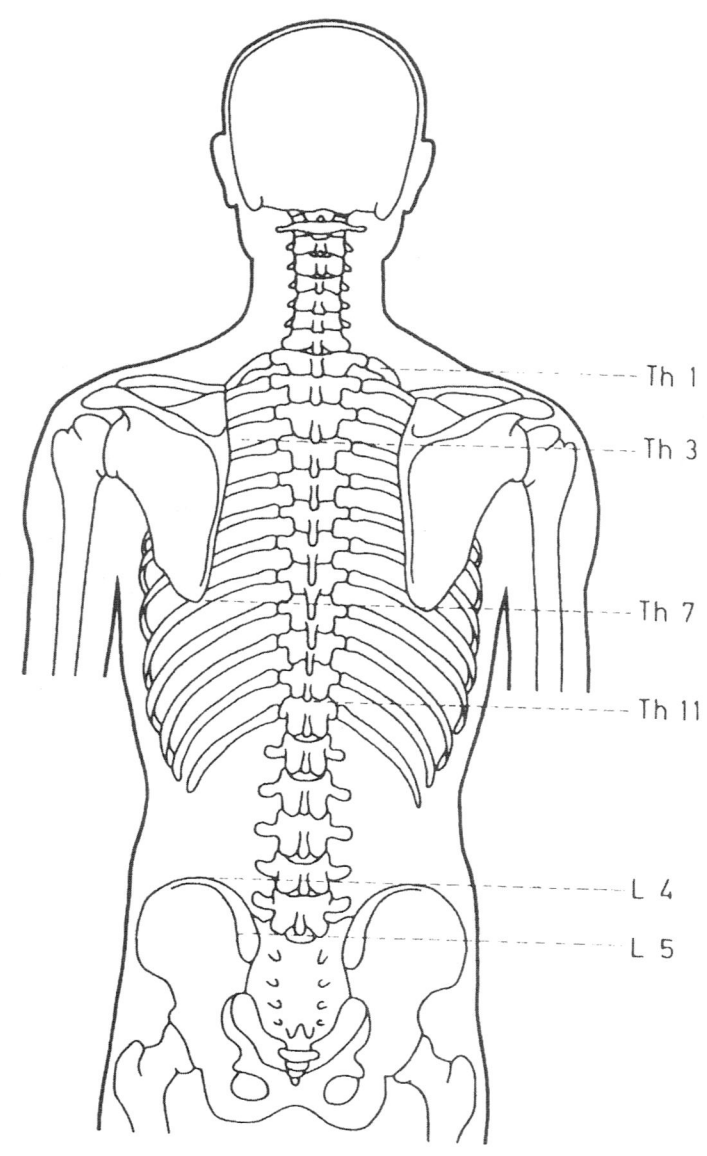

Th 1

Th 3

Th 7

Th 11

L 4

L 5

Notizen

- ↓ auch im Liegen; evtl. beim Atmen, extreme Kopf/rot,
Rumpfbew, Treppe ↑↓ u. hinhocken (wenn OK-vorlage)
Ausstrahlung bis Crista iliaca u. Hals/Kopf, zwischen den Rippen
- ↓ durch Gelenk, Muskel, Nerv, OP-Narbe Thorax, Bauchraum,

„Bettflucht" → Msk Tonus↓ , hypermobile Strukturen werden
nicht mehr „zusammengehalten" → ↓↓

Eingeschränkte und/oder schmerzhafte Beweglichkeit in der BWS

Inspektion

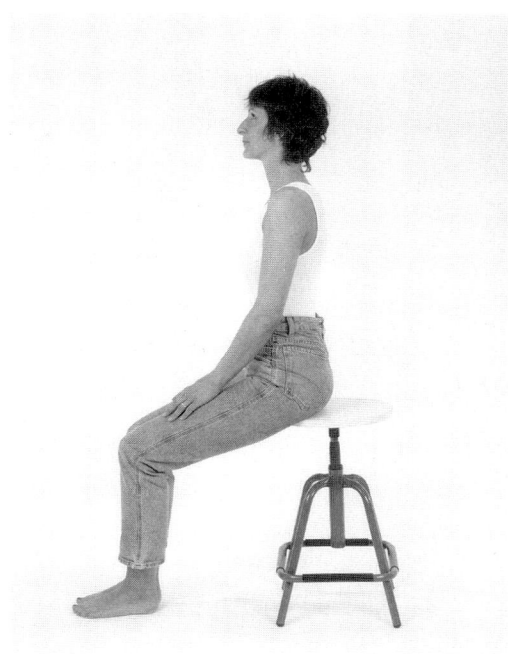
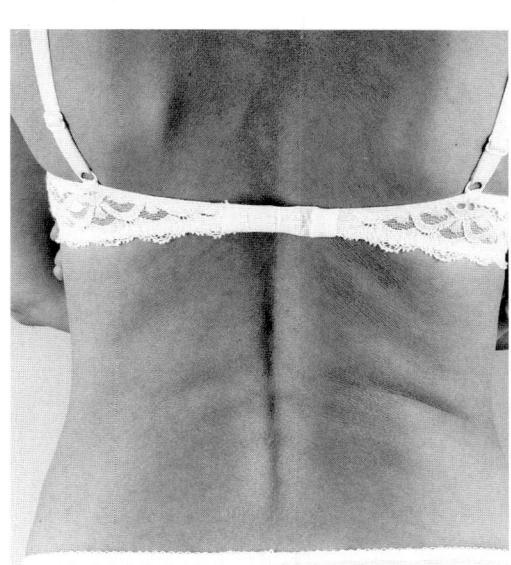

SN ϑ=Gelenk ; Iso in SN ϑ = Msk

BWS gekoppelt ⇒ Flex SN u. Rot gleichsinnig
                          Ext SN u. Rot gegensinnig

Notizen

- durch Aktivität Schiene Muskel / Gelenk unterscheiden
  a) Gelenk unter Streß setzen   ⎫ Provokation
  b) Muskel unter Streß setzen   ⎭
- im Stand Flex ϑ dorsal → Gelenk Muskel
             Ext ϑ dorsal → Ø Muskel ; Gelenk
             → Ext/Flex mit langem Hebel → Expirationsstellung

Inspektion
Aktive Bewegung

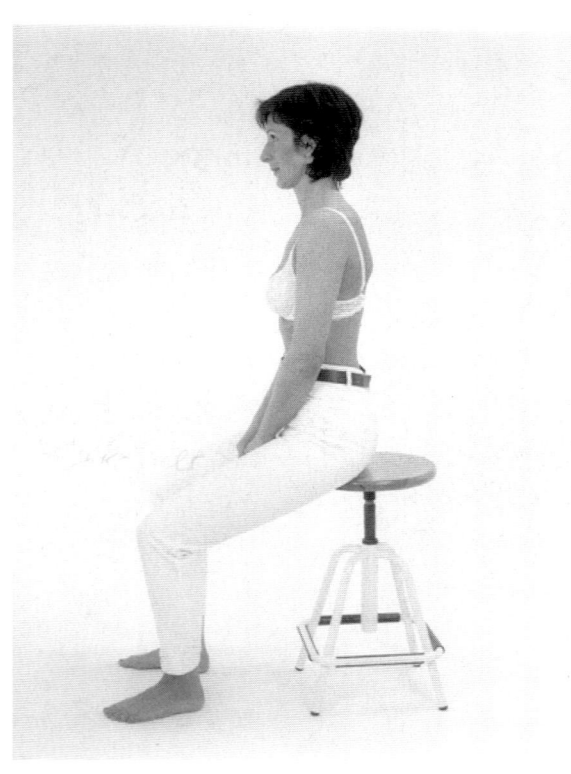
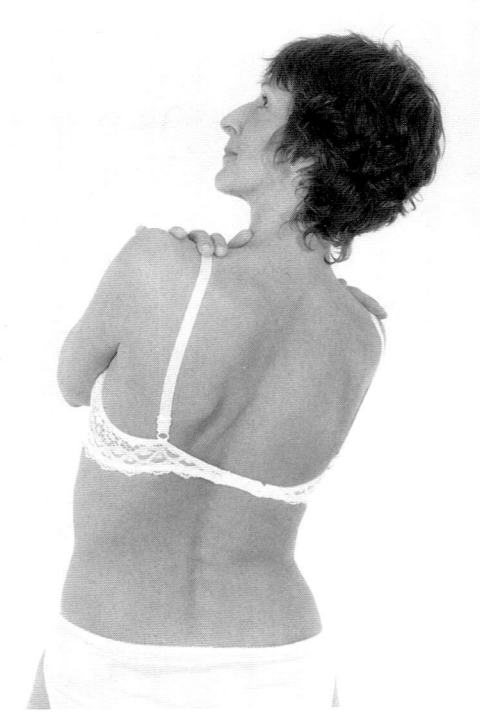

Inspektion: Muskelrelief
(Ruheinspektion) Thoraxform
Klavikula - u. Scapulastand
Skoliose
Narben
BGM- Zonen
Cindiehungen JCR
+ Kyphose
Atembew.

Notizen

gekoppelt u. kombiniert ; Kompression in beiden Stellungen
kurzer / langer Hebel (Latissimus) , Schulterpro - u. -retraktion
(Trapezius)

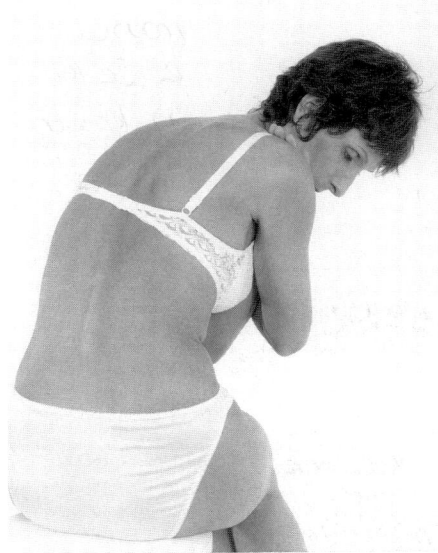 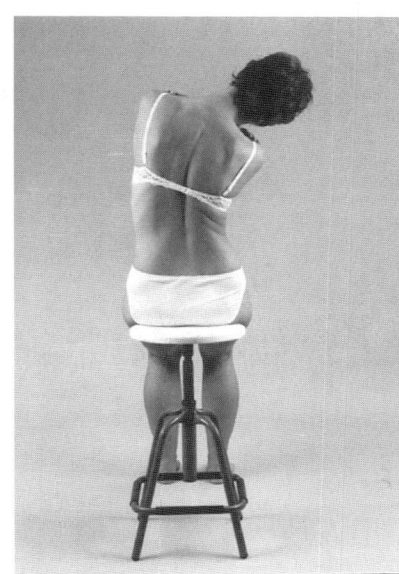 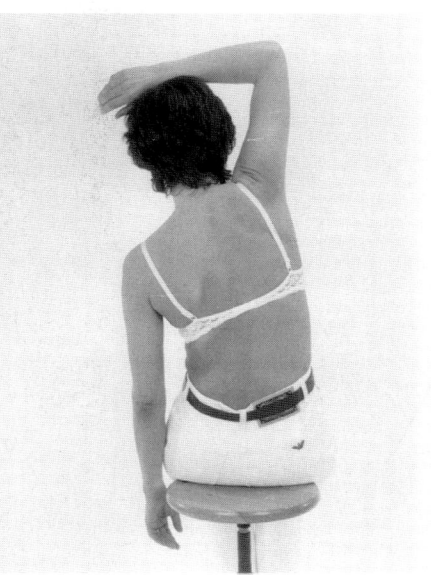

Notizen

_____

_____

_____

_____

_____

_____

Wirbelbogengelenke

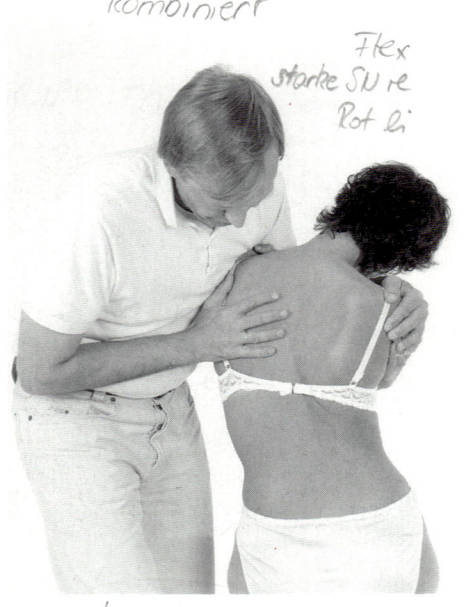

kombiniert

Flex
starke SN re
Rot li

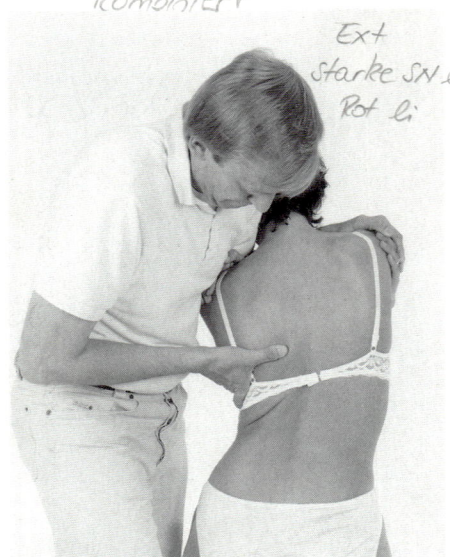

kombiniert

Ext
starke SN li
Rot li

Provokation
li Seite
in Konvergenz

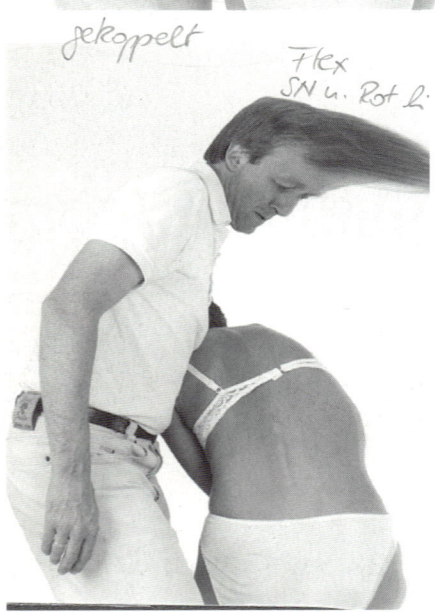

gekoppelt

Flex
SN u. Rot li

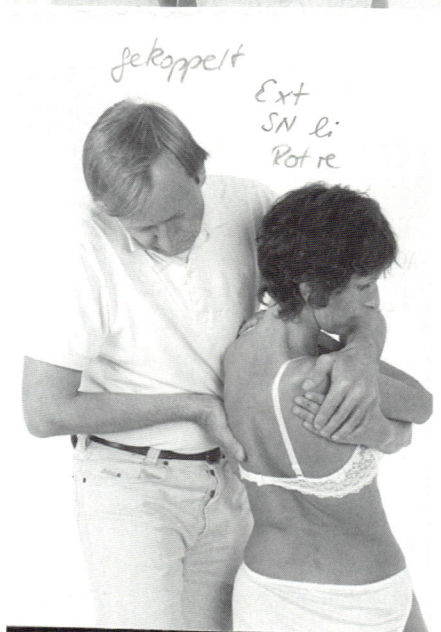

gekoppelt

Ext
SN li
Rot re

Der **T** bringt die Brustwirbelsäule des **P** in eine gekoppelte oder kombinierte Einstellung mit Betonung der Seitneigung zur betroffenen Seite.

Notizen

SN zur Provokation?

Wirbelbogengelenke

Gelenkspiel
Mobilisation

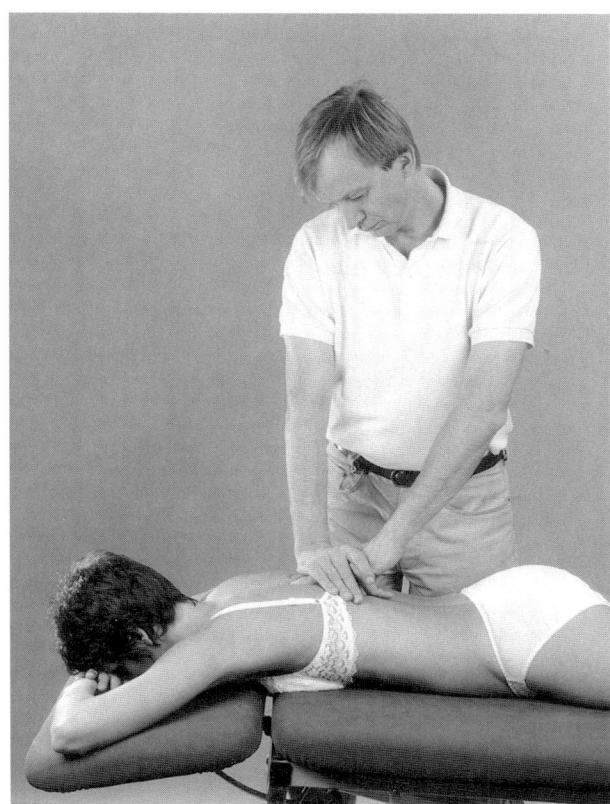

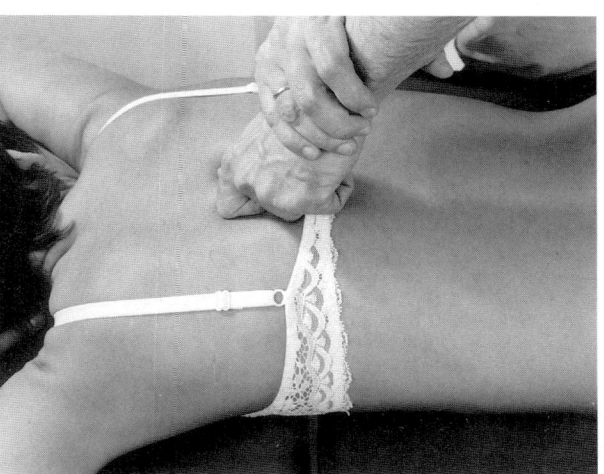

a)

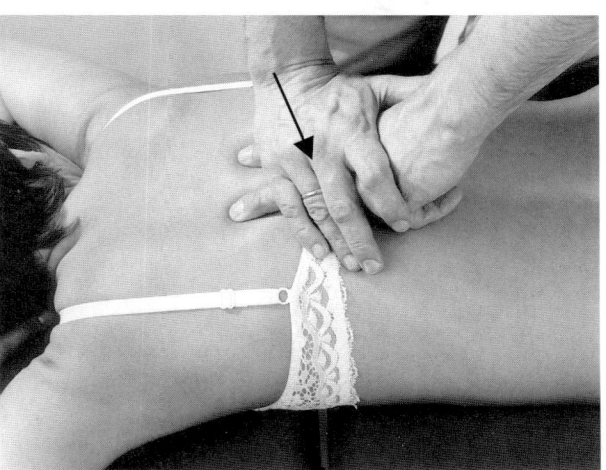

b)

Die eine Hand des **T** liegt mit dem Zeige- und Mittelfinger auf den Querfortsätzen des caudalen Wirbels des zu untersuchenden Segmentes. Durch die zweite Hand wird der von dorsal nach ventral gerichtete Druck verstärkt.

a) Dornfortsatz
b) Querfortsätze

Notizen

→ bei Seperation i.d. BWS ∅ Rot vom Kopf (Bsp. re Rot macht
re Konvergens und li Divergens) ; Scapula vom BWS weg
(damit man Platz hat) → evtl. Arme in Abd lagern
(Stirn auf die Hände s.o.)

→ Bsp. Seperation zwischen Th2 und Th3 : bewegt werden muß Th3
(≙ die Querfortsätze vom unteren Wirbel)

→ Druck auf den oberen Gelenkpartner ≙ Kompression

Zur Orientierung:

Obere BWS : Dorn von Th2, daben Querfortsätze von Th3
mittlere BWS: Th5 - Dorn , 3 QF höher sind die Querfortsätze Th5
untere BWS: Th12 - Dorn, 2 QF höher sind die Querfortsätze von Th12

=> bei starker Kyphose sind die Facettengel.
   fast waagerecht eingestellt

=> Richtung der Seperation bei sehr
   kyphotischen Pat

=> Seperation ist möglich, Pat hat ♀ (∅ Gelenk!) , eher
                        Bänder, Msk, Kapsel

BWS

allg. Druck nach ventral ≙ Divergenz
    "   "   ventral cranial ≙ Konvergenzgleiten
    "   "   ventral caudal ≙ noch mehr Divergenz

   Pat gibt ♀ an (Konvergenz ♀)
   Pat mehr in Ext lagern (≙ Konvergenz)
   → bin ich an der richtigen Stelle?
   z.B. Th5/6   Th6 nach ventral ≙ Divergenz => Erleichterung

166

5.9 Untersuchung und Behandlung der Lendenwirbelsäule und des Iliosacralgelenkes

Inspektion und Orientierungspunkte der LBH-Region:

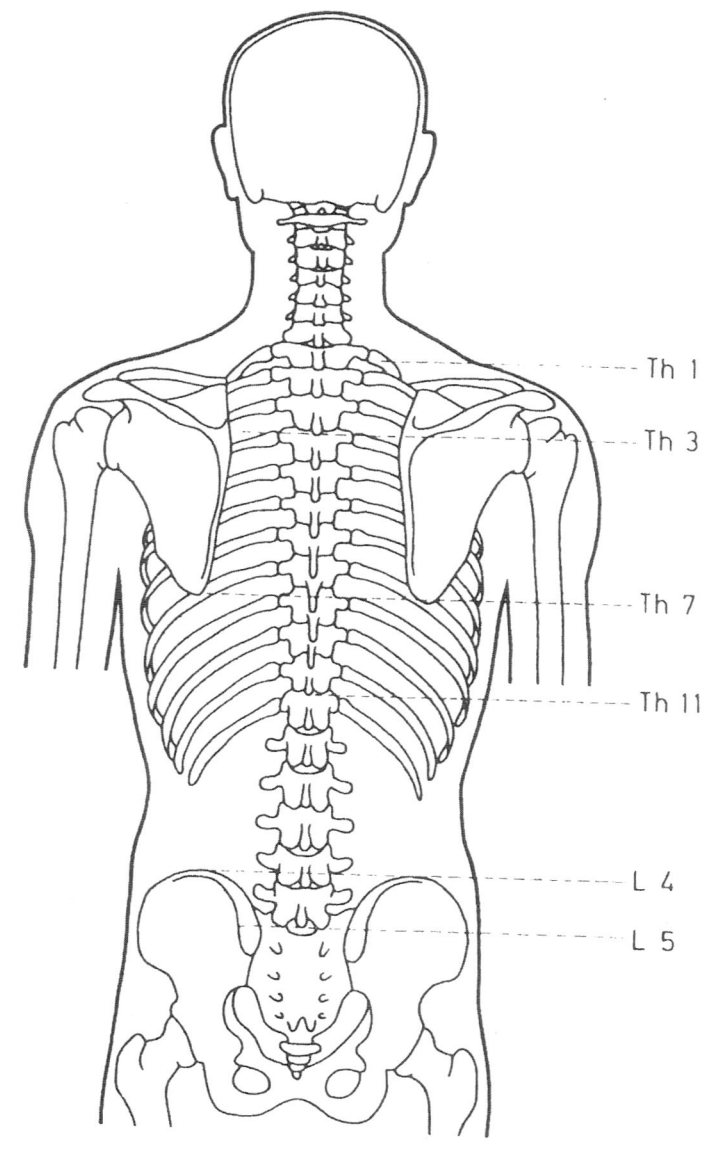

Th 1

Th 3

Th 7

Th 11

L 4

L 5

Notizen

wie finde ich L4 / 5 ?

→ über Bew an den Querfortsätzen

→ über das Lig iliolumbale

Facette zwischen L5 / S1 ist wie ein aufgeschlagenes Buch

(sonst an LWS wie Palme ⌣)

→ Pat BL, Therap Hand unter den Bauch (ganzer UA liegt auf)

→ Pat in SL   (S. 172)   L5 bewegt / S1 bleibt

**Verminderte Bewegung
und/oder Schmerzen
in LWS-Bereich**

Inspektion

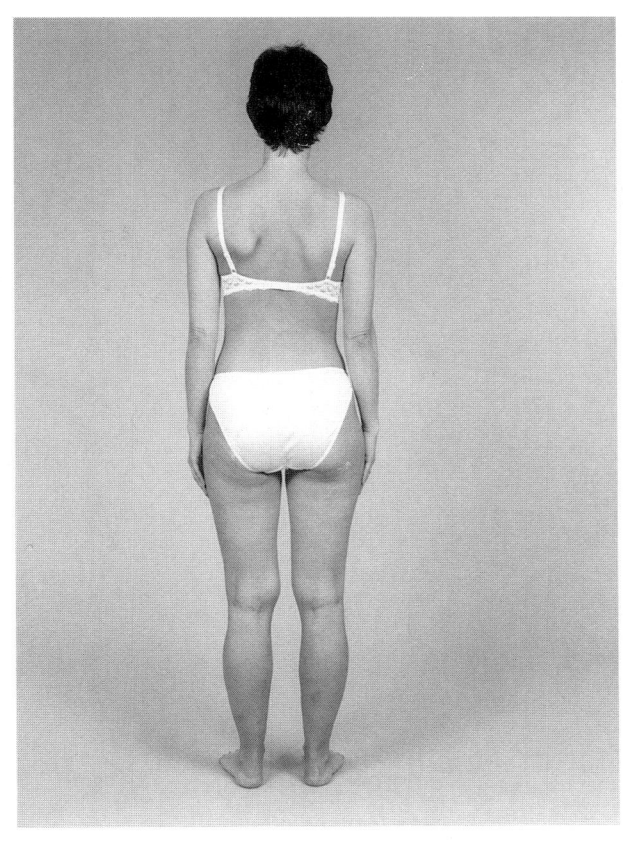
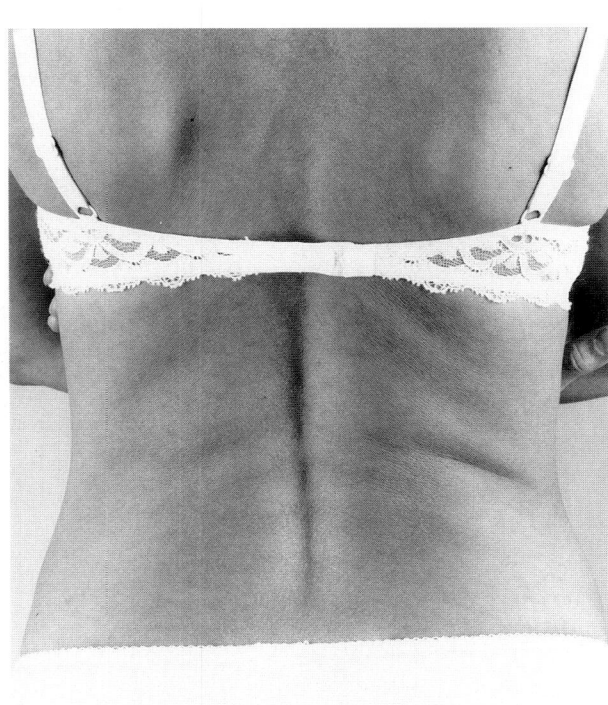

Inspektion von ventral: Lot
                Clavicula, Acromion, Schulter ↑↓
                Kopfstellung

Inspektion von lat.:   Lot
    re / li: Knie / Fuß
            Kopf – Gesäß
            Arme (Rot.)
            Protraktion?

Notizen

Inspektion: Muskelrelief (Glutaen, re / li von WS)
von dorsal   Eindellungen / Aufquellungen (bes. Sacrum)
            WS – Schwingungen
            Taillen Δ
            Stellung Kopf u. Scapula, Stellung Becken ↑↓
            Pofalten, Beinachsen
            Knie, Fußinnen / außenrand Bel., Achillessehne zum Calcaneus

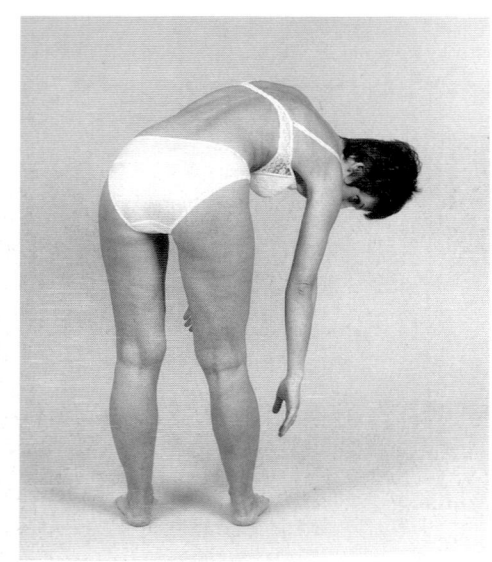
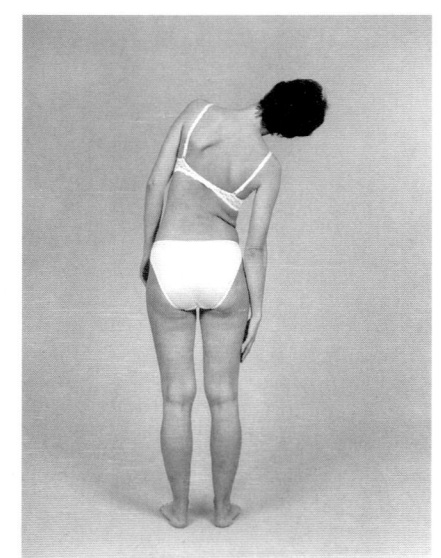
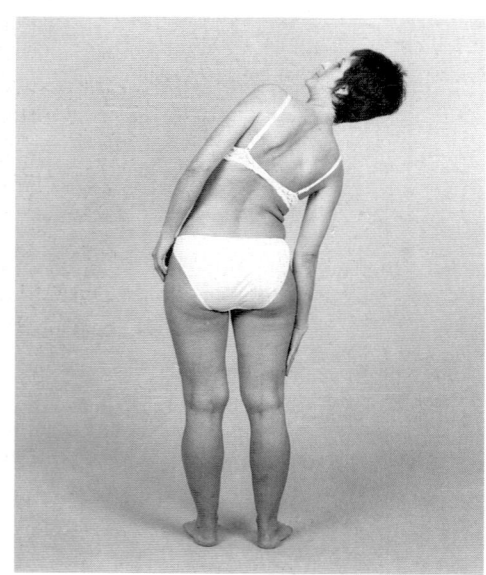
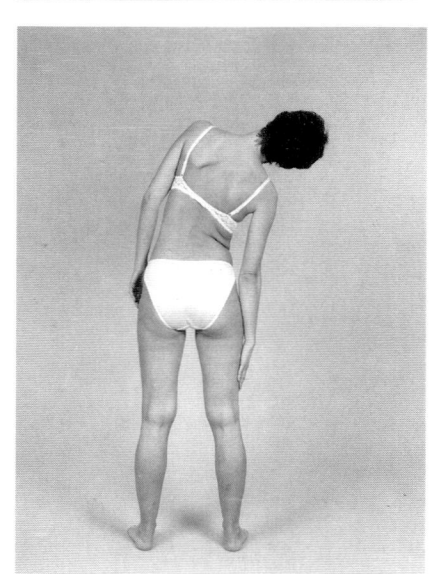

Notizen

allgemein: akt Bew LWS : gekoppelt → wozu ? Provokation der
Weichteile (Dehnung), größtmögliches Bew.ausmaß
Facetten in LWS stehen fast sagital → neurale Strukturen nicht so
leicht zu stressen (nur bei RSV durch Lumenverengung)
→ LWS -Lordose bei manchen Pat sehr ausgeprägt → Unterlagerung
(Nachteil: Bew ↓, da Bänder u. Disk. auf Spannung kommen)

1.

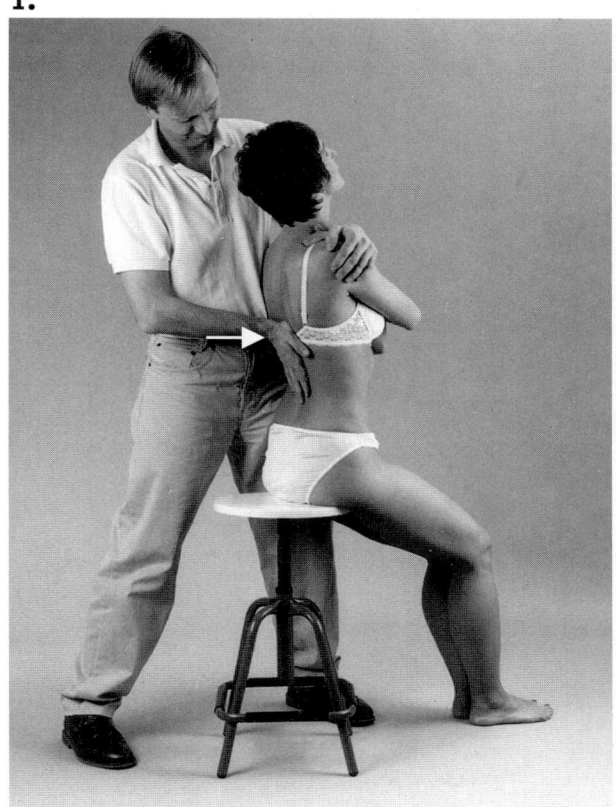

2.

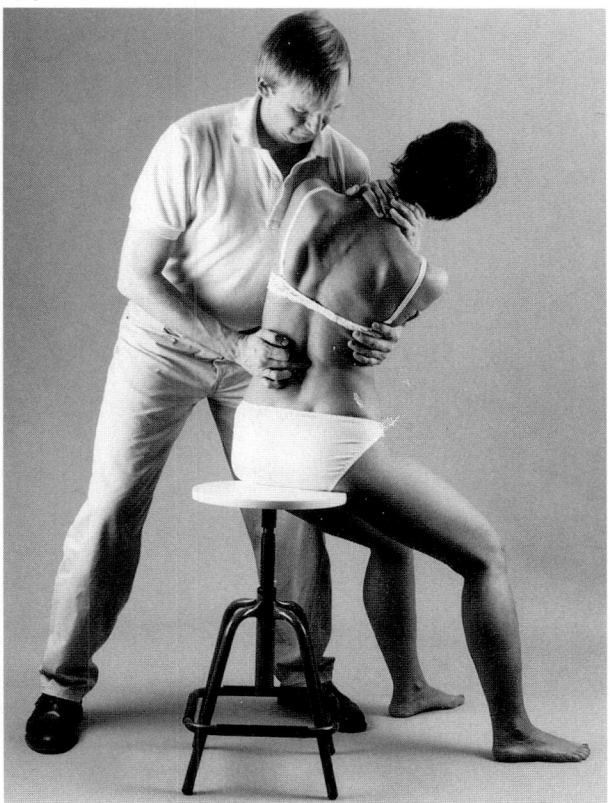

1. Der **T** verstärkt abschnittsweise die Extension oder Seitneigung durch einen flächigen Druck mit der einen Hand. Die andere Hand stabilisiert den Oberkörper des **P**.
2. Der **T** bewegt die Lendenwirbelsäule des **P** in eine gekoppelte oder kombinierte Einstellung mit Betonung der Seitneigung zur betroffenen Seite.

Notizen

Rot zum Therap, Latflex vom Therap. weg

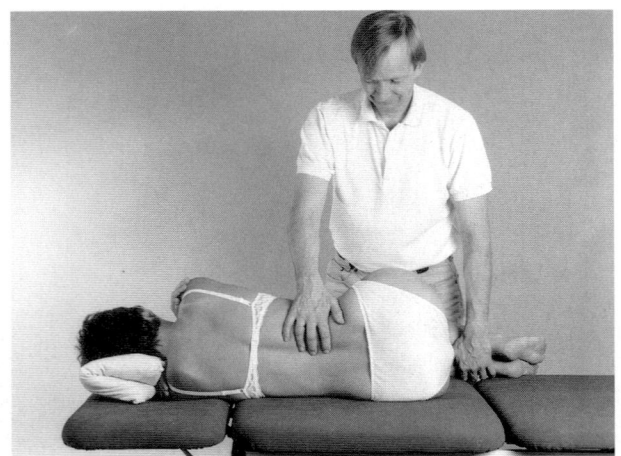 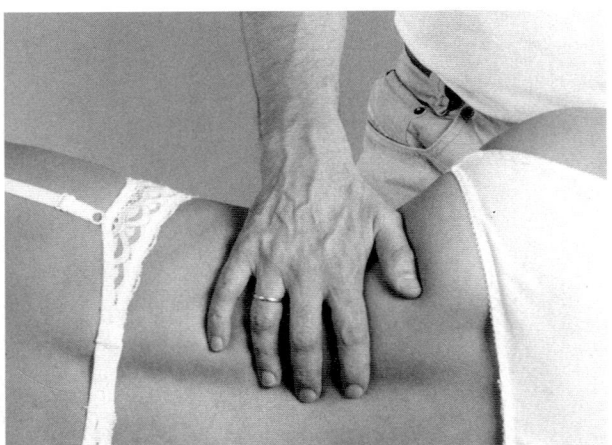

Der **T** lagert den **P** so, dass die Knie und die Unterschenkel nicht mehr auf der Bank aufliegen. Die Knie liegen auf den Oberschenkeln des **T** und die Unterschenkel werden oberhalb der Sprunggelenke gehalten.

Indem der **T** die Oberschenkel des **P** nach cranial und caudal bewegt, führt er eine Flexion und Extension in der LWS durch. Die in dem zu untersuchenden Segment stattfindende Bewegung palpiert der **T** über seine Finger zwischen den Dornfortsätzen.

Notizen

_____

_____

_____

_____

_____

_____

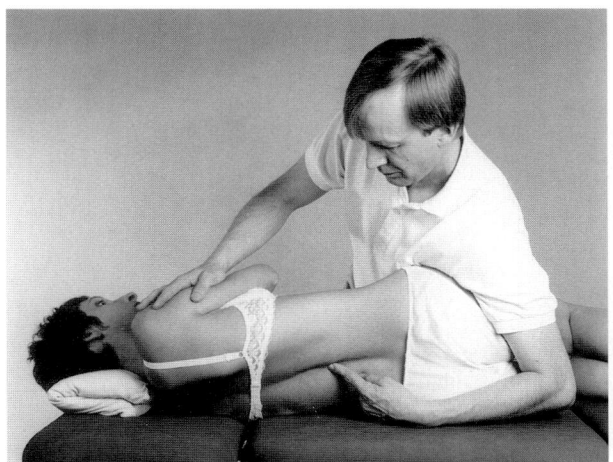
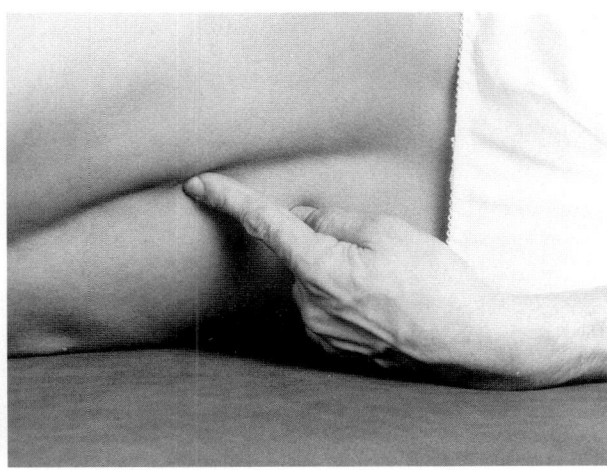

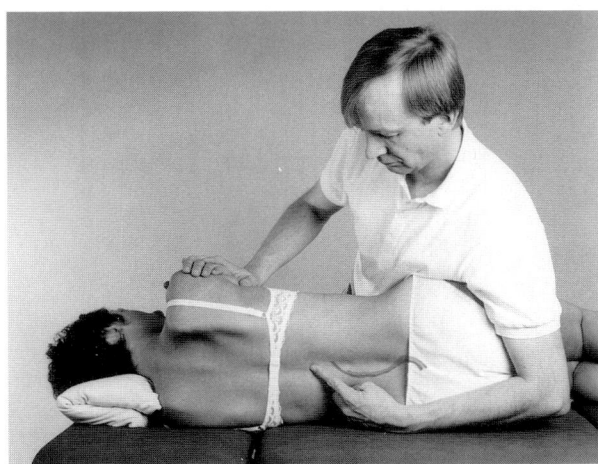

→ Therap. bew. Pat. Becken nach caudal, damit gegenläufige SN entsteht (damit die Bew. von oben (OA) nicht so weit weiterlaufen kann)
→ zur Fixation

→ je nach Pat evtl. Becken auch nach cranial

Der **T** fixiert mit seinem Brustkorb und Oberarm den Beckengürtel des **P** und palpiert mit dem Finger des fixierenden Armes zwischen den Processus spinosi des zu untersuchenden Segmentes die Bewegung.
Die Rotation leitet der **T** von cranial ein, indem er den Brustkorb des **P** nach dorsal dreht.

Notizen

Pat SL : Zu am untenliegenden Arm nach cranial → Pat mehr in Ext (+ Rot)

Zu am untenliegenden Arm nach caudal → Pat mehr in Flex (+ Rot)

Therap gibt Schub am obenliegenden OA / Schulter nach dorsal für die Rot.

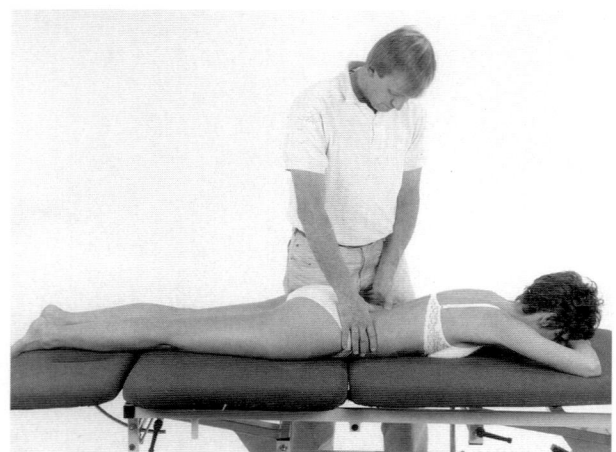
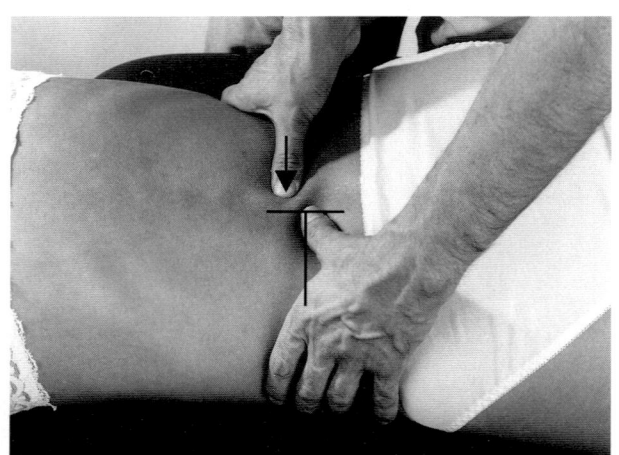

Der **T** fixiert mit einem Daumen den unteren Processus spinosus des zu untersuchenden Segmentes auf der einen Seite. Der andere Daumen bewegt den oberen Processus spinosus des Segmentes von der anderen Seite.

Notizen

Therap hält unteren Dorn und bewegt den oberen Dorn

re Rot von oben ≙ li Rot von unten
(Dorn geht nach li)   (Dorn geht nach re)

LWS

Traktion, Entlastung für den Zwischenwirbelraum

1.

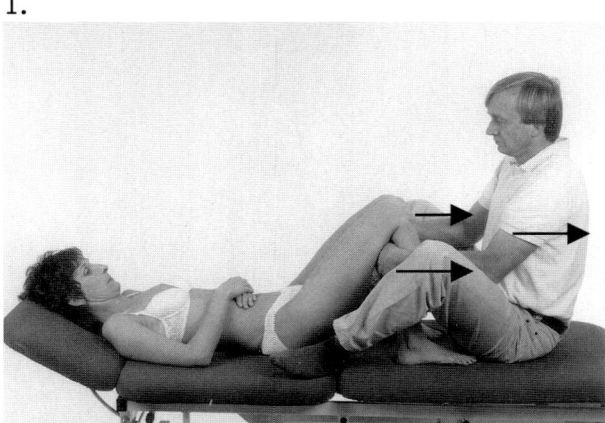

2.

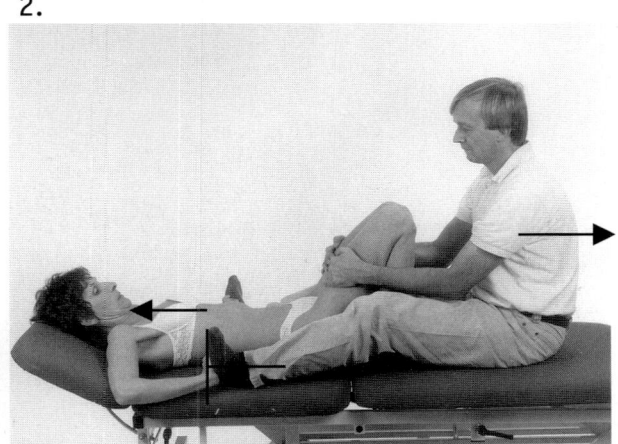

1. Der **T** umfasst beide Beine des **P**. Durch Gewichtsverlagerung nach hinten erfolgt die Traktion
2. Der **T** hält die in der Hüfte und den Kniegelenken flektierten Beine des **P** und fixiert dadurch das Becken. Der **P** drückt sich mit seinen Händen an den Füßen des **T** nach cranial.

Notizen

_____

_____

_____

_____

_____

_____

ISG

Eingeschränkte
Beweglichkeit und/
oder Schmerzen
im Bereich der ISG

Bewegungspalpation

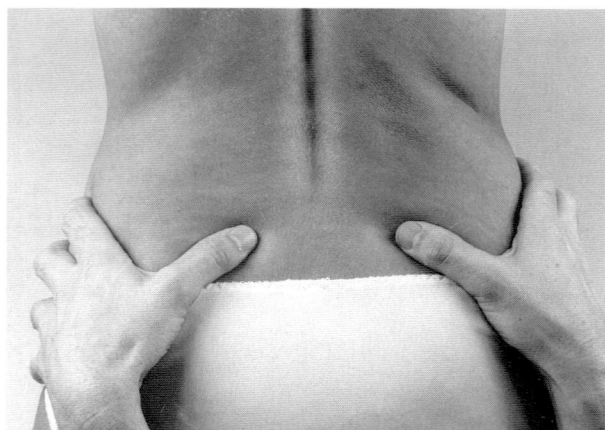

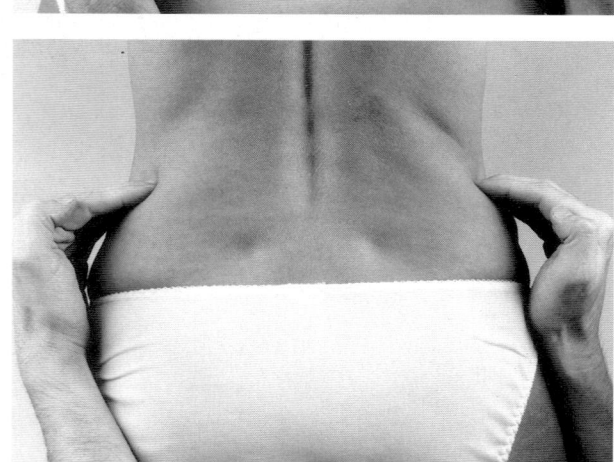

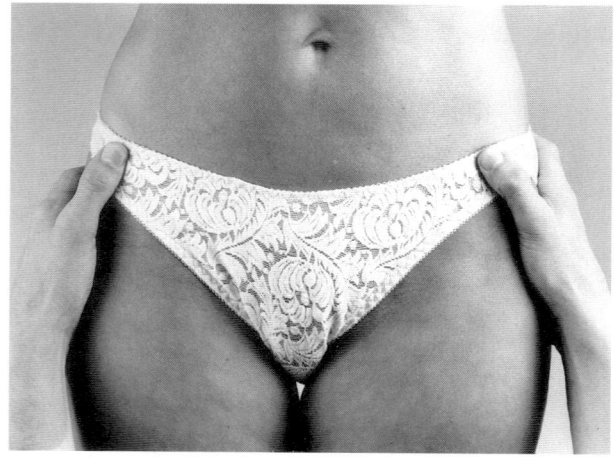

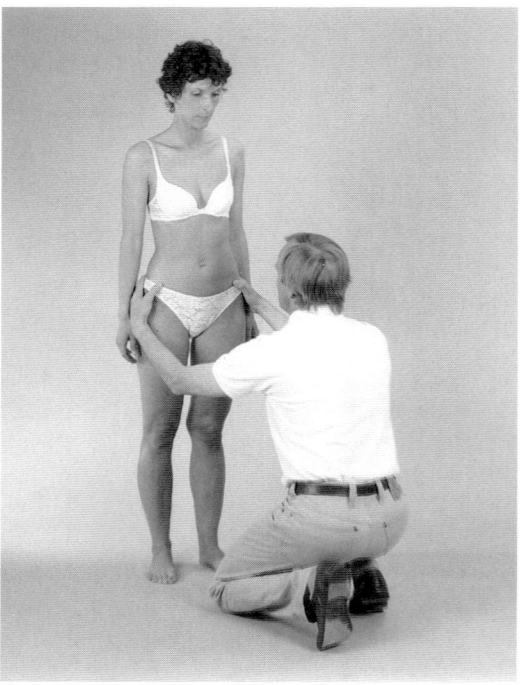

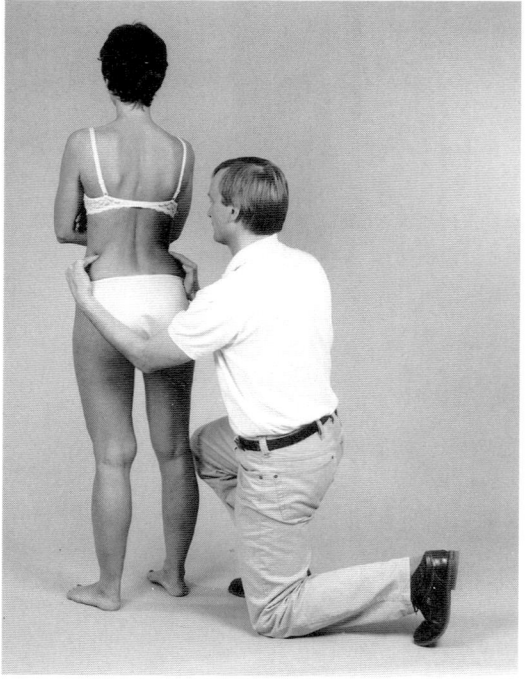

Notizen

re Ilium Rückwartsrotiert ≠ re Ext u. li Flex im HG

„Hackenfall" 4 haft

LWS ausschließen: Ext - SN li - Rot re (gekoppelt), Ext - SN li - Rot li (kombiniert)

→ auch noch re testen

⇒ dann auf die Hacke fallen lassen (re bei SN re, li bei SN li)

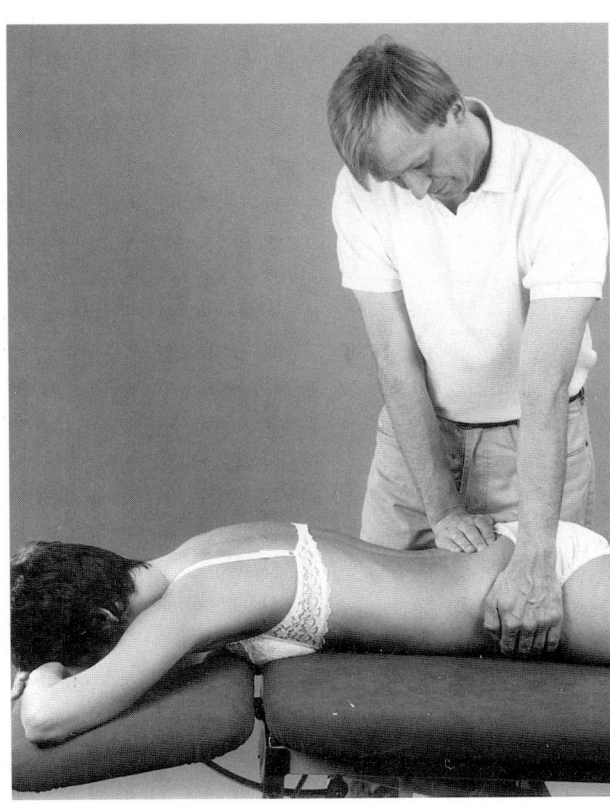
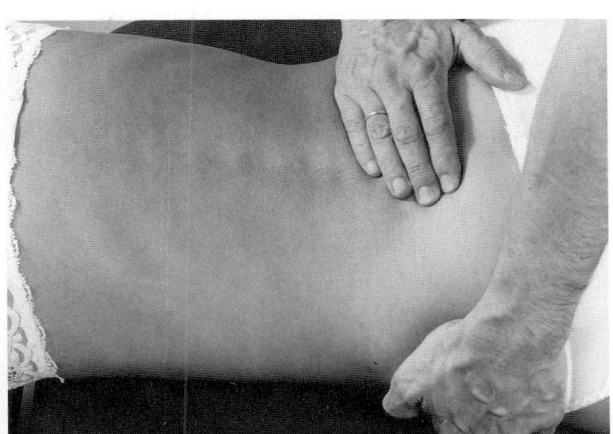

Der **T** umfasst mit der einen Hand von ventral das Os ilium der zu untersuchenden Seite. Der Bewegungsimpuls wird nach dorsal durchgeführt. Die andere Hand des **T** liegt mit dem Handballen auf dem Os sacrum, so dass die Palpationsfinger Kontakt zum Os sacrum und Os ilium haben, ohne sich abzustützen.

Notizen

3-Phasen-Test (es geht nicht um Provokation (?), sondern um
Ext (Endgefühl) => Qu. Kante
(?) spez. Provokation ISG (Nutation - Gegennutation)
Pat. Becken in Stand
Provokation LWR / ISG / Hüfte : Stand, abwechselnd Knie beugen
("tänzeln")

Mobilisation

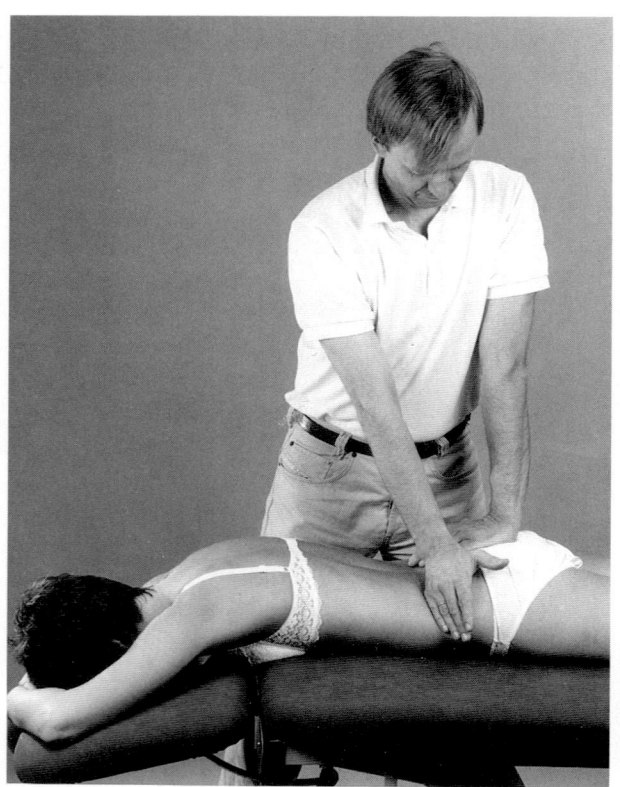
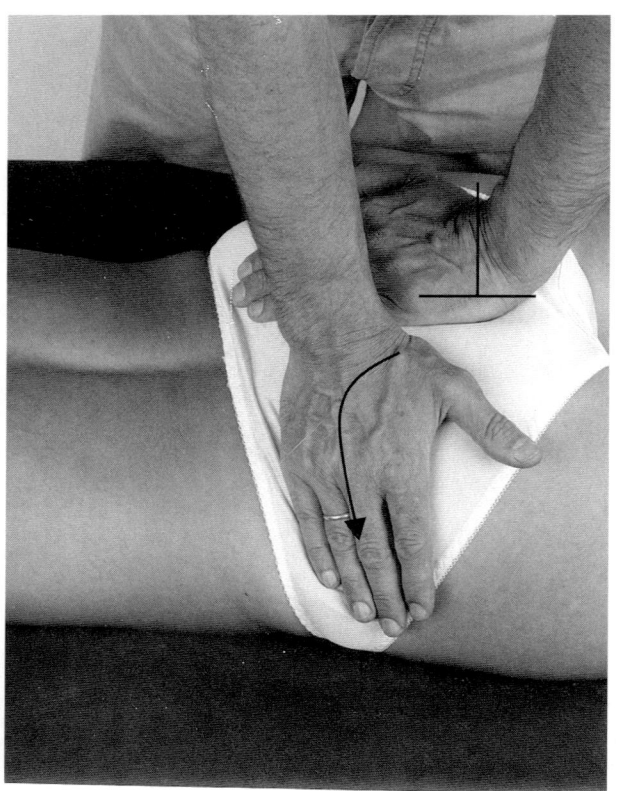

Der **T** fixiert mit der einen Hand durch einen Druck über den gestreckten Arm das caudale Ende des Sacrums auf der nicht betroffenen Seite. Die andere Hand liegt auf dem Ilium der betroffenen Seite und übt einen Schub nach ventral/lateral aus.

Notizen

ISG - Provokation: Kompression in RL, Beckenschaufeln auseinanderdrücken
(in SL nur für die obere Gel. Fläche)

Wackeltest in BL

Lig. sacrotuberale → Knie zur gleichen Schulter

Lig. sacrospinale → gegenüberliegende Schulter (diagonal)

Lig. iliolumbale → gegenüberliegende Spina (Flex. Add)

Ilium ventral ≈ Sacrum dorsal ; Ilium dorsal ≈ Sacrum ventral

(Nobi: einfacher Sacrum nach dorsal als Ilium nach ventral)

Abkürzungen   **6.1**

Bei den nachfolgend dargestellten Abkürzungen handelt es sich um gängige, in der Physiotherapie benutzte Abkürzungen. Der Schwerpunkt bei der Auswahl konzentriert sich auf das Bewegungssystem. Bei den mit * markierten Abkürzungen handelt es sich um medizin-wissenschaftlich anerkannte Abkürzungen (aus Rolf Heister, Lexikon der medizinisch-wissenschaftlichen Abkürzungen).

A

A*	Arteria
ABD	Abduktion
ACG	Acromio-Clavicular-Gelenk
Add	Adduktion
ADL*	Activities of Daily Life (Aktivitäten des täglichen Lebens)
AF*	Atemfrequenz
AGST	Ausgangsstellung
AHB	Anschlussheilbehandlung
AR	Außenrotation
ASR*	Achillessehnenreflex
ASTE	Ausgangsstellung
AZ*	Allgemeinzustand

B

BB*	Beckenboden, Blutbild
BG*	Berufsgenossenschaft
BGM	Bindegewebsmassage
BKS*	Blutkörperchen-Senkungsgeschwindigkeit
BL	Bauchlage
BSR*	Bizeps-Sehnen-Reflex, Blutkörperchen-Senkungsreaktion
BWK*	Brustwirbelkörper
BWS*	Brustwirbelsäule

C

C	cervikal
CA*	Karzinom
CP	Cerebralparese
cP*	chronische Polyarthritis
CT*	Computertomographie
CVI*	chronisch venöse Insuffizienz

D

DE	Dorsalextension
DIP*	Distales Interphalangeal-Gelenk
dist.	distal
DS	Druckschmerz

E

EA	Einatmung
EEG*	Elektroenzephalogramm
EKG*	Elektrokardiogramm
ET	Elektrotherapie, Entspannungstherapie
Ext	Extension
EZ*	Ernährungszustand

F

Flex	Flexion

H

HF*	Herzfrequenz, Hochfrequenz
HIV*	Humanes Immunschwäche-Virus
HKB	Hinteres Kreuzband
HOPS*	Hirnorganisches Psychosyndrom
HSA	Hals-Schulter-Arm-Syndrom
HWK*	Halswirbelkörper
HWS*	Halswirbelsäule

I

I	Intermittierend
ICR*	Intercostalräume
Ind	Indikation
IR	Innenrotation
ISG*	Ilio-Sacral-Gelenk

K

K	konstant
KB	Kreuzband
KG	Krankengymnastik

L

L*	lumbal, Lues
lat.*	lateral
Latflex.	Lateralflexion
li.	links
lig./ligg.*	ligamentum, ligamenta
LWK*	Lendenwirbelkörper
LWS*	Lendenwirbelsäule

M

M*	Musculus, Morbus
MCP	Metacarpo-Phalangealgelenk
med.*	medial, medizinisch
MFT	Muskelfunktionstraining

Mm.	Musculi
Mob.	Mobilisation
mob.	mobilisieren
MT	Manuelle Therapie
MTT	Medizinische Trainingstherapie

N

N*	Nervus
neg.*	negativ
NMR*	Nuklear magnetische Resonanz
Nn*	Nervi

O

o.B.*	ohne Befund, ohne Bedeutung
OP*	Operation, Operationssaal
OS*	Oberschenkel
OSG*	oberes Sprunggelenk

P

P	Patient
Pat.	Patient
path.*	pathologisch
PF*	Plantarflexion, Palmarflexion
PIP*	proximales Interphalangeal-Gelenk
pos.*	positiv
Pro	Pronation
prox.	proximal
PSR*	Patella-Sehnen-Reflex
PT	Physiotherapie, Physiotherapeut

Q

QF	Querfriktion

R

rad.*	radial
re.	rechts
red.	reduziert
RL	Rückenlage
RM*	Rückenmark
Rö	Röntgen
Rot	Rotation
RPR	Radius-Periost-Reflex
RR	Blutdruck
RS	Rückenschule

S

S	sakral, Sakralwirbel
SCG*	Sterno-Clavicular-Gelenk
SIAS	Spinailiaca anterior superior
SIPS	Spinailiaca posterior superior
SL	Seitlage
SLR	Straight leg raise
Sup	Supination

T

T	Therapeut
TENS*	Transcutane elektrische Nervenstimulation
TEP*	Total-Endoprothese
Th	thorakal, Therapeut
Ther.	Therapie
TPR*	Tibialis posterior Reflex
TSR	Trizeps-Sehnen-Reflex

U

uln	ulnar
ULTT	upper limb tension test
US*	Unterschenkel
USG	Unteres Sprunggelenk

V

V*	Vena
VAS	Visuell-Analog-Skala
VFlex	Volarflexion
VKB	vorderes Kreuzband

W

WHO*	World Health Organisation
WK	Wirbelkörper
WS*	Wirbelsäule
WTT	Wichteiltechniken

Z

Z.n.	Zustand nach
ZNS*	Zentrales Nervensystem

Brokmeier, A., *Manuelle Therapie*. Stuttgart, 1996

Debrunner, A., *Orthopädie, Orthopädische Chirurgie*. Stuttgart, 1994

DGOMT, *Grundlagen der Manuellen Medizin*. Osterkampdruck, 1995

Frisch, H., *Programmierte Untersuchung des Bewegungsapparates*. Berlin, Heidelberg, New York, 1983

Frisch, H., *Programmierte Therapie des Bewegungsapparates*. Berlin, Heidelberg, New York, 1995

Hüter, A., Schewe, H., Heipertz, W., *Physiotherapie, Taschenlehrbuch in 14 Bänden*. Stuttgart, New York, 1998

Kahle, W., Leonhardt, H., Platzer, W., *Nervensystem und Sinnesorgane*. Stuttgart, 1991

Kapandji, I. A., *Funktionelle Anatomie der Gelenke I, II, III*. Stuttgart, 1992

Kolster, G., Ebelt-Paprotny, G., Hirsch, M., *Leitfaden Physiotherapie*. Neckarsulm, Stuttgart, 1994

Krämer, J., *Bandscheibenbedingte Erkrankungen*. Stuttgart, New York 1986

Mumenthaler, M., Schliack, H., *Läsionen peripherer Nerven*. Stuttgart, 1977

Neumann, H. D., *Manuelle Medizin*. Berlin, Heidelberg, New York 1983

Rauber, A., Kobsch, F.; *Anatomie des Menschen*. Stuttgart, New York 1987

Schmidt, *D., Neuro- und Sinnesphysiologie*. Berlin, Heidelberg, New York 1993

Schmidt, R. F., Thews, G., *Physiologie des Menschen*. Berlin, Heidelberg, New York 1987

Speckmann, E. J., Wittkowski, W., *Bau und Funktion des menschlichen Körpers*. München, Wien, Baltimore, 1994

Tackmann, W., Richter, H.P., Stöhr, M. *Kompressionssyndrome peripherer Nerven*. Berlin, Heidelberg, New York 1989

Wolff, H. D., *Neurophysiologische Aspekte der manuellen Medizin*. Berlin, Heidelberg, New York, 1983